美国药品监管启示

主 编　唐健元

中国医药科技出版社

内 容 提 要

　　本书是作者根据自身工作经历和在美国 FDA 学习期间的感受倾心打造的一本书。书中高度概括了中美两国药品监管体制机制上的不同，并就美国人用药三种使用者付费法案（PDUFA、GDUFA 和 BsUFA）的绩效考核目标和经费使用构成进行了介绍。

　　本书为从事药事管理法规研究和教学、药物研发、食药监管、药品生产企业管理等工作人员了解美国药品监管政策提供参考。

图书在版编目（CIP）数据

　　美国药品监管启示 / 唐健元主编 . — 北京：中国医药科技出版社，2018.1

　　ISBN 978-7-5067-9581-4

　　Ⅰ . ①美… 　Ⅱ . ①唐… 　Ⅲ . ①药品管理—美国—指南 　Ⅳ . ① R954-62

　　中国版本图书馆 CIP 数据核字（2017）第 227413 号

美术编辑　陈君杞

版式设计　也　在

出版　中国医药科技出版社

地址　北京市海淀区文慧园北路甲 22 号

邮编　100082

电话　发行：010 - 62227427　　邮购：010 - 62236938

网址　www.cmstp.com

规格　710 × 1000mm $\frac{1}{16}$

印张　16

字数　181 千字

版次　2018 年 1 月第 1 版

印次　2018 年 1 月第 1 次印刷

印刷　三河市百盛印装有限公司

经销　全国各地新华书店

书号　ISBN 978-7-5067-9581-4

定价　45.00 元

编 委 会

主　编　唐健元

副主编　马　莉　张　宏　马　坤

编　委　（按姓氏笔画排序）

　　　　王　玄　刘亚琳　欧阳罗丹

　　　　黄秋阳

前　言

2015 年 5 月 29 日，中共中央政治局就健全公共安全体系进行第二十三次集体学习时，习总书记在主持学习时首次提出"四个最严"，强调"要牢固树立安全发展理念，努力为人民安居乐业、社会安定有序、国家长治久安编织全方位、立体化的公共安全网。用最严谨的标准、最严格的监管、最严厉的处罚、最严肃的问责，加快建立科学完善的食品药品安全治理体系"。紧接着 8 月，"国务院关于改革药品医疗器械审评审批制度的意见"（国发［2015］44 号文）的正式颁布标志着我国药品监管改革拉开了序幕。时隔两年，2017 年 10 月中办、国办发布《关于深化审评审批制度改革鼓励药品医疗器械创新的意见》，进一步明确了我国药品审评审批制度改革的方向。这些改革措施涉及药品、医疗器械审评审批的各个环节，被外界誉为"我国历史上最为彻底的食药监改革"，其初衷旨在进一步理顺医药产品的监管体制机制，打造高效、透明、科学、权威的中国食药监管机构。

纵观全球食药监管，目前最权威的监管机构当属美国食品药品管理局（FDA）。FDA 的监管高效、透明和科学一直是各国监管机构研究和学习的主要对象。无论是发展中国家还是发达国家，全球患者对于高品质健康产品的需求是一样的。当我们庆幸自己拥有健康快乐的同时，我们身边却有很多患者因为病痛的折磨正在经历种种痛苦和不幸。不少患者怀着对生的希望，不惜费尽周折通过各种途径和手段从海外获得各种治疗药物但又得不到任何合法保障。如何满足国人对健康及用药安全的需求成为摆在我国食药监管机构面前亟待解决的一个核心问题。面对这样的问题和挑战，我们通过研究 FDA 的监管策略和理念或许能够帮助我们更好推进相关改革。FDA 正是在"一切以患者为核心"（即"Patient Focus"）的工作方针指导下，以同情心和同理心站在患者角度去思考，并在监管决策中加大引入患者评估，才可以不断地在监管策略和理念上进行创新，而不完全拘泥于各种条条框框或冗长的法律条款，只要一切有利于公众健康，FDA 的相关工作随时可以改进和调整。正如 FDA 原 CDER "血液及肿瘤产品办公室（Office of Hematology and Oncology Products）主任"、现任"卓越肿瘤中心（Oncology Center of Excellence，OCE）主任"Richard Pazdur 博士，因其长期致力于推动解决最新肿瘤治疗用药的临床可及性，于 2015 年被《财富》杂志评为 50 位世界最具影响力的人物，这也是唯一一位获此殊荣的 FDA 官员。当然，也有不少批评者认为 Richard Pazdur 博士是因为其妻子罹患癌症，所以对肿瘤药审评审批格外"开恩"。但不管批评声音如何，对于肿瘤这样无药可治的疾病领域，Richard Pazdur 博士正是"基于一切为了患者"的同情心和同理心，在抗肿瘤药的审评审批标准和工作方式上进行大胆改革，并赢得了美国社会多数的认可和赞同。

我国食药监管事业起步较晚，相比已经走过 110 年的 FDA，我们仍显得稚嫩，国外成功的监管经验和失败教训都有值得我们学习的地方，但始终站在外面"围观"或短期出国交流并不能全面了解 FDA，只有走进 FDA 系统学习才能知其然更知其所以然。所幸，2014 年笔者能够有机会获得国家留学基金委员会的资助，并以访问学者的身份在美国 FDA 学习工作一年，本书中的大部分内容也是笔者在美学习工作期间利用平时休息时间整理思考所得。2015 年 11 月回国时，适逢我国食药监改革序幕拉开，在上级组织和各级领导的关心支持下，笔者也有幸参与了一些食药监改革的具体工作。对于改革，笔者始终认为只要我们的监管改革建立了清晰的目标和愿景，只要我们结合国情做好监管顶层设计，只要我们不懈怠，监管事业一定会向好发展，我国食品药品监督管理机构一定会成为老百姓最值得信赖的机构。

文末，笔者想谨以此书感谢一直关心、支持和帮助过我的各位领导、老师、朋友和亲人们，感谢国家留学基金委员会和国家药品审评中心能够给予我这次宝贵的学习机会，感谢中国医药科技出版社和赵燕宜编辑的精心策划，更要感谢每一位能够与我一同分享对我国药品监管事业有着深入思考的读者们。

最后，希望借用此处特别鸣谢我的恩师、博士生导师王再谟先生。先生虽早已仙逝多年，但先生的谆谆教诲和音容笑貌时常浮现在学生脑海，先生生前对学生的关爱和勉励也是自己职业生涯中的最大支持。本书付梓之际，也以此深切缅怀恩师！

唐健元

2017 年 10 月

目　录

第一部分　美国食品药品监管法规体系

（一）美国食品药品管理局（FDA）简史

美国食品药品管理局（Food and Drug Administration，FDA）的前身是成立于1867年隶属于农业部的"化学处"（The Division of Chemistry），后又更名为"化学局"（The Bureau of Chemistry），其主要职责是调查农产品中的掺假问题。但在1927年，"化学局"被调整为两个独立部门，其中的监管职能归于"食品药品及杀虫剂管理局"（Food，Drug and Insecticide Administration），非监管研究职能归于"化学物质与土壤局"（Bureau of Chemistry and Soils）。1930年根据农业部拨款法案，"食品药品及杀虫剂管理局"更名为"美国食品药品管理局"（FDA）。1940年，FDA从农业部划归"联邦安全署"（Federal Security Agency，FSA），1953年"联邦安全署"（FSA）更名为"健康、教育、福利部"（Department of Health，Education，and Welfare，HEW），1973年HEW被拆分为"人类健康服务部"（Department of Health & Human Service，HHS）、"退伍军人事务部"（Department of Veterans Affairs，DVA）下辖的"卫生及公共服务部"以及"教育部"（Department of Education）。1988年，根据《美国食品药品管理局法案》（*Food and Drug Administration Act*，FDAA），FDA作为"人类健康服务部"（Department of Health & Human Service，HHS）下辖的一个部门，但法律规定FDA的局长需根据总统提名并由参议院审核任命。

（二）美国食药监管法规层级

美国药品监管相关法规体系分为三个层级，法律（law）、规章（regulations）和"政策及程序手册"（Manual of Policies & Procedures，MAPPs）以及指导原则（Guidance）。

1. 法律和案例法（*Legislation and Case Law*）

联邦法律（*federal statutory laws*）由国会起草并通过，经总统签字生效后即为法律。联邦案例法（*federal case law*）是指经联邦司法部门裁定，对法律本义有新的解释，并被引申为此类情况的先例。法律和案例法是FDA履行监管职能的基础。

2.《联邦法规汇编》（*Code of Federal Regulation*，CFR）

《联邦法规汇编》是由行政部门和联邦政府机构对部门规章进行编撰整理，并发表在"联邦公报"（the Federal Register）上的一般性和永久性规定。CFR标题为21篇的这部分规章内容是由FDA负责（Title 21：Food & Drugs），CFR一般每年都会被修订一次。通常每年的4月1日会提出对CFR 21篇这部分的内容修订，整个修订工作会持续数个月。CFR 21明确了FDA应该如何开展新药审查的过程、程序和决策。

3.《政策及程序手册》（*Manual of Policies and Procedures*，MAPPs）和指导原则（Guidance）

CFR虽然规定了新药审查的基本工作要求，但它并没有就具体的工作程序进行规定。FDA 的 "药品审评与研究中心"（Center for Drug Evaluation and Research，CDER）通过制定 MAPPs 和指导原则来就一些工作的具体细节进行规定，并以此指导 FDA 的工作人员和监管对象。MAPPs 是由 CDER 自己负责管理并对中心政策、职责义务和日常工作程序进行规定，主要是指导 FDA 内部工作人员的操作手册。指导原则是 CDER 用来解释一些政策或监管问题的文件，主要是针对药品研发人员和 FDA 工作人员如何开展药品研究和评价的指导性文件。指导原则没有法律约束力，它只代表 CDER 目前对这个问题的看法。

在 20 世纪，美国药品监管历史上有三个重要里程碑事件：一是 1906 年美国国会出台《食品药品纯净法案》（Pure Food and Drug Act），该法案的出台标志着 FDA 的正式成立；二是 1937 的 "磺胺酏剂事件" 促使国会通过《联邦食品药品和化妆品法案》（The Food，Drug and Cosmetic Act，FD&CA），该法案标志着 FDA 开始关注药品上市安全性问题；三是 1962 年的 "沙利度胺事件"，促使国会加紧通过《联邦食品药品和化妆品法案》修正案，即《科夫沃 – 哈里斯药品修正案》（Kefauver-Harris Drug Amendments），标志着 FDA 开始关注药品上市的有效性问题。

美国药品监管历年来代表性法规的法制建设历程见表 1。

表 1 美国 FDA 法制建设概况

编号	时间	法律 / 法典 / 标准	目的及作用
1	1813 年	《疫苗法案》（vaccine act）	法案规定由联邦机构负责保存真正的疫苗，并经授权的联邦机构提供免费分发给美国公民
2	1820 年	《美国药典》（u.s. pharmacopeia，USP）	原为专业团体自发成立，之后逐渐演变成美国药品标准

编号	时间	法律／法典／标准	目的及作用
3	1848 年	《药品进口法案》（drug importation act）	防止海外掺假药品进口
4	1902 年	《生物制品管制法案》（biologics control act）	该法案要求治疗用或预防用的血液制品、疫苗或类似产品必须保证其纯净安全
5	1906 年	《食品药品纯净法案》（pure food and drug act）	禁止所有贴有虚假标签和掺假的食品、药品和饮料跨州买卖
6	1912 年	《Sherley 修正案》（the sherley amendment）	该修正案禁止用虚假疗效去标示标签，并以此去欺诈消费者
7	1914 年	《哈里森麻醉品法案》（harrison narcotic act）	该法案规定麻醉品的处方量一旦超过其使用限量，调配麻醉品的医生和药师应增加保存记录时间
8	1938 年	《联邦食品药品和化妆品法案》（federal food，drug and cosmetic act）	该法案授权监管范围扩大至化妆品和医疗器械；要求新药上市前需证明其安全性，此项规定开创了药品监管的新体制；取消《Sherley 修正案》在药品伪品案件中要求证明欺骗意图的条件；对于不可避免的有毒物质，要设定安全耐受性限度；规定了食品的特性、质量和容器装填标准
9	1941 年	《胰岛素修正案》（insulin amendment）	要求所有批次的胰岛素在上市前必须对纯度（purity）、浓度（strength）、质量（quality）和一致性（identity）进行检测
10	1944 年	《公共健康服务法案》（public health service act）	该法案涉及广泛的健康问题，包括生物制品的监管和传染病的控制
11	1945 年	《青霉素修正案》（penicillin amendment）	要求 FDA 检验并保证所有青霉素制品的安全性和有效性。后来，修正案将该要求扩展到所有抗生素。直到 1983 年，发现无需再对此控制，于是该法案被废除
12	1948 年	《miller 修正案》（miller amendment）	确认《联邦食品药品和化妆品法案》（federal food, drug and cosmetic act）适用于那些跨州运输和消费需由监管机构所监管的商品

编号	时间	法律 / 法典 / 标准	目的及作用
13	1951 年	《达拉谟 - 汉弗莱修正案》（durham-humphrey amendment）	修正案规定药品按处方药和非处方药（over-the-counter，OTC）进行监管，处方药必须要有医师处方才能销售，OTC 可以在没有医师处方的情况下进行销售
14	1962 年	《科夫沃 – 哈里斯药品修正案》（kefauver-harris drug amendment）	该修正案要求所有新药的上市申请都必须包含对于药物有效性的"实质性证据"，作为对之前申请的安全性论证的一种补充
15	1965 年	《药物滥用控制修正案》（drug abuse control amendments）	针对镇静剂、兴奋剂和致幻剂滥用所导致的问题
16	1966 年	《公平包装和标签法案》（fair packaging and labeling act）	法案要求所有在州际间贸易的商品必须如实地标示产品信息，FDA 则重点负责对食品、药品、化妆品和医疗器械规定的执行
17	1968 年	《药品有效性研究实施方案》（the drug efficacy study implementation，DESI）	基于对 1938 年至 1962 年期间首次上市美国的药品其有效性调查建议而制定
18	1970 年	《药物滥用综合预防和控制法案》（the comprehensive drug abuse prevention and control act）	替代 1965 年的《药物滥用控制修正案》，根据其潜在的药物滥用和成瘾性相对其治疗价值将药物进行分类
19	1976 年	《医疗器械修正案》（medical device amendment）	该修正案要求生产企业应向 FDA 注册并严格遵循质量控制程序。一些产品必须经过 FDA 批准才能上市，其他产品上市前必须达到其性能标准
20	1976 年	《维生素和矿物质修正案》（vitamins and minerals amendment）（又称之为"普罗克斯迈尔修正案"proxmire amendments）	修正案要求 FDA 终止将维生素和矿物质等食品添加剂按照药品方式建立限量标准
21	1983 年	《孤儿药法案》（orphan drug act）	法案要求 FDA 能够采取措施促进罕见病药物的研究和上市

编号	时间	法律/法典/标准	目的及作用
22	1983 年	《联邦反篡改法案》（federal anti-tampering act）	该该案对美国法典（U.S. Code）作了修正，规定凡是对《联邦食品药品和化妆品法案》中规定的任何产品进行擅自改动或可能擅自改动的，都要受到处罚
23	1984 年	《罚款强化法》（fines enhancement laws）	该法案和 1987 年美国宪法修正案大大提高了所有联邦违法行为的罚金额度。对个人项犯罪行为的最大处罚金额现在已达到 10 万美元，如果犯的是重罪或导致他人死亡，将被处以 25 万美元的罚金。对于公司的违法行为，处罚金额将会加倍
24	1984 年	《药品价格竞争和专利期限恢复法案》（drug price competition and patent term restoration act），又称之为《哈奇 – 维克斯曼法案》（hatch-waxman act）	该法案被誉为奠定了现代仿制药工业的基础，它促进了价格低廉的仿制药能被 FDA 批准上市，而无需像专利药那样去重复已经证实了有效性和安全性的研究。同时，FDA 将给予专利药额外 5 年的市场保护期以弥补它们在研究和 FDA 批准过程中所失去的市场销售时间
25	1986 年	《儿童疫苗法案》（children vaccine act）	该法案要求记录疫苗接种患者信息，以便于 FDA 依法召回产品和进行民事处罚
26	1987 年	《新药管理规定》（investigational drug regulations）	该规定的重新修订，放宽了试验药物可用于那些受到严重疾病困扰又无药可治的患者
27	1988 年	《美国食品药品管理局法案》（food and drug administration act）	该法案正式将 FDA 作为 HHS 的一个部门，并且规定 FDA 的局长是根据总统提名由参议院任命，并大致规定了部长和局长在研究、执行、教育和信息方面的分工和职责
28	1988 年	《处方药上市法案》（prescription drug marketing act）	该法案禁止处方药从合法的商业渠道中转移出去。国会认为像药品的转售容易导致贴错标签、掺假、药效差和假药流通给消费者。新法律要求药品批发商必须由州政府颁发执照，并且禁止销售、贸易或购买药品样品，禁止买卖、伪造或兑换药品购买优惠券

编号	时间	法律/法典/标准	目的及作用
29	1988 年	《反毒品滥用法案》(the anti-drug abuse act)	该法案规定了毒品(包括大麻)新的最低刑期,拥有 5g 快克可卡因(crack cocaine)或 500g 可卡因粉末至少被判 5 年刑期并不得假释
30	1990 年	《营养标识和教育法案》(nutrition labeling and education act,nlEA)	该法案授权 FDA 可以要求其所监管的食品必须有营养标签,并列出所有营养成分
31	1990 年	《医疗器械安全法案》(safe medical devices act)	该法案要求养老院、医院和其他使用有医疗器械的地方需向 FDA 报告因医疗器械的使用导致的可能死亡、严重疾病或严重伤害。生产企业被要求应对那些因植入永久性医疗器械失败而导致的严重伤害或死亡进行上市后监测,并应建立适宜的方法去追踪和锁定那些依赖医疗器械生存的患者情况。这部法案授权 FDA 可对问题产品进行召回或采取其他措施
32	1992 年	《仿制药强制法案》(generic drug enforcement act)	该法案修正了《联邦食品药品和化妆品法案》第 306(d)(4)条,规定了强制性永久撤销造假作弊人员在制药行业的从业资格。授权 FDA 可以对任何严重违反药品法规的个人或团体下禁令,禁止其参与美国上市产品有关的制药行业的任何活动
33	1992 年	《处方药使用者付费法案》(Prescription Drug User Fee Act,PDUFA)	要求药品和生物制品生产企业应该就药品申报和药品补充申请对 FDA 提供的服务进行付费,而且制造商还应每年交纳开户费(Establishment Fee)和产品费(Product Fees)。这部法案也要求 FDA 用这笔经费去招募更多的审查人员
34	1994 年	《膳食补充剂健康教育法案》(dietary supplement health and education act)	指定由美国 FDA 负责膳食补充剂的监管工作。然而,法律并没有规定膳食补充剂必须进行安全性和有效性测试,迄今也没有任何法定标准,所以 FDA 只能在该膳食补充剂被证明不安全时才能采取行动。膳食补充剂的制造厂商被允许在这些产品的标签中做出关于健康权益的"结构或功能声明"。他们可以不用声明该产品可以医治、诊断、治愈或预防某种疾病,但是在标签中必须包含某种免责声明

编号	时间	法律 / 法典 / 标准	目的及作用
35	1994 年	《乌拉圭回合协议法案》（*uruguay round agreement act*）	对美国药物的专利期延长至 17 年到 20 年
36	1997 年	《FDA 现代化法案》（*food and drug administration modernization act*，FDAMA）	重新授权 1992 年颁布的 PDUFA，并要求 FDA 采取自 1938 年以来的最全面改革，例如：采取措施加快对医疗器械的审查；加强对已上市药品或医疗器械超标签使用的广告监管等
37	2002 年	《最佳儿童药品法案》（*best pharmaceuticals for children act*，BPCA）	该法案是作为 1997 年《FDA 现代化法案》儿童药需要执行的专门补充。法案规定为鼓励儿童药生产企业专门针对儿童所开展的药物作用研究，将给予这些儿童药企业额外的 6 个月市场独占期
38	2002 年	《公共卫生安全和生物恐怖主义防备和应对法案》（*the public health security and bioterrorism preparedness and response act*），又被称为《生物恐怖主义法案》（*bioterrorism act*）	该法案授权 FDA 采取措施应对国际污染的威胁来保证全国食品供应链，FDA 需要开发和执行有关保证食品安全的措施，主要有四项举措：①注册食品生产设备；②食品进口事先通知；③建立和维持记录；④行政扣留
39	2002 年	《医疗器械使用者付费和现代化法案》（*medical device user fee and modernization act*，MDUFMA）	授权 FDA 向医疗器械申请人收取审评费用以支持医疗器械审评
40	2003 年	《兽药使用者付费法案》（*animal drug user fee act*，ADUFA）	授权 FDA 就动物药申请收取费用以支持动物药审评
41	2003 年	《儿科研究公平法案》（*pediatric research equity act*，PREA）	申请人被 FDA 充分授权要求就新的新分子实体化合物和生物制品开展儿童研究
42	2004 年	《生物防护项目法案》（*project bioshield act*）	法案规定当美国受到化学、生物或核恐怖袭击时，授权 FDA 加快审查程序以便快速分配治疗作为应对措施

编号	时间	法律/法典/标准	目的及作用
43	2007年	《FDA修正案》(*food and drug administration amendments*, FDAAA)	该法案进一步加强了FDA的权威性。这部法律的许多内容都对PDUFA和MDUFMA(*Medical Device User Fee and Modernization Act*)进行了重新授权和延期,这就保证了FDA能够持续招募更多的人员去从事药品和医疗器械这一复杂的审查工作。而且该法律也允许FDA要求制药公司对上市产品开展安全性研究,并根据新的安全性信息及时修订产品标签
44	2008年	《动物仿制药使用者付费法案》(*animal generic drug user fee act*, AGDUFA)	授权FDA就动物药仿制药申请收费,以便FDA能够确保质优价廉的同类动物药提供给消费者
45	2011年	《美国食品安全现代化法案》(*food safety modernization act*, FSMA)	授权FDA可以监管食品的生产、收获和加工方式,该法案授予FDA多项权力(包括强制召回),但也要求FDA承担超过12项规章和10项指导原则的制定
46	2012年	《生物类似物使用者付费法案》(*biosimilar user fee act*, BsUFA)	授权FDA就生物类似物审评收取费用以促进生物类似物的审批
47	2012年	《仿制药使用者付费法案》(*generic drug user fee act*, GDUFA)	法案要求仿制药企业向FDA支付仿制药审评和生产设备检查费用,以推动仿制药审批
48	2012年	《食品药品监管安全及创新法案》(*food and drug administration safety and innovation act*, FDASIA)	该法案对PDUFA V和MDUFA III进行再授权,且开始实行BsUFA和GDUFA;为鼓励创新,对于"突破性治疗(breakthrough therapy)",FDA直接参与互动,加快药物创新和审查;促进"利益相关方"(stakeholder)更多地参与FDA的活动,FDA提出"患者关注的药物研发5年项目计划"(the Five-year Patient Focused Drug Development program);确保美国在全球药品及原料药供应链上的安全和及时
49	2015年	《21世纪治愈法案》(*21st century cures*)	鼓励新药、新医疗器械创新,要求FDA加快审批

（三）美国药品与新药定义

《联邦食品药品和化妆品法案》（Federal Food，Drug，and Cosmetic Act，FD&CA）SEC.201.（g）（1）对药品的定义是：（A）已收录在《美国药典》（United States Pharmacopoeia，USP）、《美国顺势疗法药典》（Homoeopathic Pharmacopoeia of the United States，HPUS），或《国家处方集》（National Formulary，NF）及其增补内容中；和（B）用于诊断、治愈、缓解、治疗、预防人类疾病或其他动物疾病；和（C）试图影响人体或其他动物的结构和功能物质，食品除外；和（D）作为符合（A）款、（B）款或（C）款描述的组分。根据 403（r）（1）（B）和 403（r）（3），或 sections 403（r）（1）（B）和 403（r）（5）（D），食品或膳食补充剂（dietary supplement）所宣称的内容应符合 section 403（r）的要求，因其标签内容的要求故不能单独成为药品。根据 section 403（r）（6）的要求，食品、膳食成分（dietary ingredient）或膳食补充剂的标签必须是真实的不能有误导宣传，因此其标签内容决定了食品、膳食成分或膳食补充剂不符合上述（C）款的条件，故不能作为药品。

FD&CA SEC.201.（p）对新药的定义是：①任何未被充分认识，需要凭借专家的科学知识和经验去评价其安全性和有效性，因此只能在处方条件下以及标签推荐或建议下使用才能保证其安全性和有效性的药品（新兽药或含有新兽药的动物饲料除外）。除此以外，作为对 1906 年 6 月 30 日颁布的《食品药品法案》（the Food and Drugs Act）的修正案，先于本法颁布实施（1938 年 6 月 25 日施行）的药品不被认为是"新药"，它的标签包含与当时有关使用条件的相同表述。②那些基于研究结果决定其安全性、有效性，并有严格使用指导且被认可的药品（新兽药或含有新兽药的动物饲料除外），但是除了研究证实的以外，在该适应证下不应使用未被证实的剂量和疗程。

（四）药品违法案例

美国食品、药品、化妆品市场的规范虽然得益于美国社会诚信体制基础上建立，但更主要的是法律的威慑力，在美国食药领域如果出现违法行为，轻则缴纳巨额罚金，重则入狱服刑并取缔行业准入资格，所以很少有人敢以身试法。下面用几个案例去说明在美国食药领域一旦出现有违法行为所导致的严重后果。

1. 以权谋私

2011 年 3 月美国"证券交易委员会"（The Securities and Exchange Commission，SEC）指控 FDA 化学家 Cheng yi Liang 利用职务之便，通过其掌握的即将上市的新药信息从事股票内幕交易非法获利 377 万美元。尽管 Liang 的做法很隐秘，在他交易的 7 个证券账户里并没有他名下的账户，但 SEC 还是发现这些账户属于 Liang 的亲属并由他实际控制，随后 FBI 介入调查，证据确凿。最后 Liang 被判没收全部非法所得的 377 万美元，并被判 5 年监禁和处以 270 万美元的民事罚金。与此同时，因 Liang 还使用儿子 Andrew Liang 的名字开设有证券账户，导致其子也因受其牵连被检方查出其他违法行为而被捕入狱服刑 1 年。

2. 违反 GLP 和 GCP 规定

1999 年，一名 18 岁的年轻人因参与宾夕法尼亚大学的一项腺病毒介导的基因治疗临床试验期间出现了严重不良事件而死亡，FDA 随即对试验主办方宾夕法尼亚大学人类基因治疗研究所（Institute of Human Gene Therapy，IHGT）和试验负责人著名遗传学家 James Wilson 博士展开调查，FDA 在其调查报告列出 12 个大项的缺陷，指出试验负责人 James Wilson 博士多次违反 GLP 和 GCP 规定，将不合格的志愿者纳入试验，缺乏对病人的管理，当病人出现严重副作用时也没有及时停止试验，而且在试验开始前未向志愿者说明在动物试验中类似药物对猴子产生过严重后果。于是 FDA 取消 James Wilson 博士的临床试验资格（取消临床实验资格是 FDA 对研究人员采取的最严厉的处罚措施）这意味着这名科学家今后将不能在对患者进行任何形式的药物试验，该决定也最终导致 IHGT 被迫关门中止科学研究。

3. 研制造假

Robert Fiddes 是 20 世纪 90 年代一位受人尊重的著名临床医生，他曾牵头领衔超过 170 项新药临床试验。因其研究水平和组织能力得到业界公认，不少制药公司愿意支付高额费用请他去开展新药临床试验。但是真相却让人大跌眼镜，Fiddes 医生在新药临床试验中多次以其雇员的尿样和心电图数据去编造并不存在的患者数据，而且十多年来一直如此。虽然在此期间政府部门有过对 Fiddes 医生的诊所进行现场稽查，并收到过诊所雇员怀疑其数据造假的信息，但现场稽查人员却不愿挑战如此著名的一个学术权威。最终，是 Fiddes 医生诊所的雇员向 FDA 举报其研究造假的问题后才使这一丑闻大白于天下。1997 年，Fiddes 医生因违犯《联邦食品药品和化妆品法案》（<federal food，drug，and cosmetic act >，FD&CA）335（i）的相关规定被判有罪并入狱服刑 15 个月。

20 世纪 90 年代，Barry Garfinkel 医生作为主要研究者负责一种抗抑郁药氯丙咪嗪（anafranil /clomipramine）的临床研究，但 Garfinkel 医生在研究期间不仅没有遵循试验方案而且还伪造数据掩盖试验失败，最终被判有罪入狱服刑 6 个月。

史克必成公司（SmithKline Beecham Corporation）聘请 Maria Carmen Palazzo 医生负责开展对"帕罗西汀"（paxil/paroxetine）用于儿童和青少年抑郁症的临床研究，公司要求其严格遵循试验方案并亲自审查研究期间的所有文件，但 Palazzo 医生并未这样做而且还递交虚假报告称其已经亲自检查过所有的受试者，事实上部分病例并未患有抑郁症。史克必成公司发现其造假行为后随即解除其合作协议并对其提出指控，Palazzo 医生最终因为该项指控和其他问题被判入狱服刑 13 个月。

4. 生产造假

曾经是印度最大制药厂的兰伯西实验室（以下简称：兰伯西 Ranbaxy Laboratories）在历经 FDA 一年的调查后，FDA 于 2008 年 7 月 15 日宣布，禁止"兰伯西"所生产的三十多种仿制药品进口，理由是 FDA 发现兰伯西旗下位于印度德瓦斯（Dewas）和帕奥恩塔萨希布（PaontaSahib）两家工厂的制药过程不符合美国规定，有可能导致药品污染出现严重过敏等不良反应。并且，兰伯西的待审品种和已上市产品的测试结果缺乏相关记录存在造假嫌疑。禁令中惟一例外的是抗艾滋病药物"更昔洛韦"（Ganciclovir），因为 FDA 只有兰伯西生产这种药品，为避免药品短缺，故准许持续进口。其实自 2004 年开始，FDA 就对兰伯西制药厂进行了 20 多次检查，期间并未发现类似问题，但直到 2006 年的突击检查，才首次发现其涉嫌违反操作规程的行为，随即展开全面调查，终于找到确凿证据证实其存在系统性造假。在发现兰伯西出现如此严重的违规行为后，FDA 立即取消了其申请药品上市注册的资格，这是 FDA 惩罚欺诈、伪科学等不良行为的行政处罚措施，进入黑名单之后，就意味着 FDA 不再接受"兰伯西"的任何产品申请，也不再继续审批已提交的关联产品的申请。只有当这家工厂确保提供"完整"、"可信"的数据后，FDA 才会继续审议其药品上市申请。在 FDA 拒绝兰伯西的药品注册申请以后，作为大股东的"第一三共"（Daiichi Sankyo）为挽回巨额投资开始全面接管"兰伯西"。为了避免 FDA 继续处罚，兰伯西主动缴纳了近 5 亿美元的罚款，和解协议自 2011 年 1 月 26 日起生效，兰伯西要在未来 5 年内制定整改措施，解决生产缺陷和伪造数据等问题。至此，兰伯西元气大伤，"第一三共"最终也放弃对兰伯西的改组，这个当年上市药品市值规模达 320 亿美元的印度仿制药巨头于 2014 年最终以 40 亿美元的价格被印度"太阳制药"（Sun Pharma）低价收购，至此，"兰伯西实验室"退出历史舞台。

第二部分　组织框架

FDA 采取中央集权管理，各州郡不设食品药品监管机构。所有在美上市的食品、动物饲料、药品（包括人用药、兽药和诊断试剂）、医疗器械、烟草、化妆品均属于 FDA 监管。FDA 所监管的产品价值每年超过了 3 万亿美元，美国人每支出 1 美元中，就有超过 20 美分属于 FDA 所监管的产品。

截止到 2017 年 1 月前，FDA 下辖 12 个司室（Office）和 7 个中心（Center），并在美国本土设置有 5 个区域办事处（Regional Field Office），在 200 多个国家设立有海外办事处（Overseas Offices）。这 12 个司室分别是"妇女卫生司"（Office of Women's Health，OWH）、"少数族裔卫生司"（Office of Minority Health，OMH）、"首席科学家办公室"（Office of the Chief Scientist，OCS）、"执行秘书处办公室"（Office of Executive Secretariat，OES）、"首席法律顾问办公室"（Office of the Chief Counsel，OCC）、"局长顾问办公室"（Office of Counselor to the Commissioner，OCC）、"对外事务司"（Office of External Affairs，OEA）、"食品及兽药监管司"（Office of Food and Veterinary Medicine，OFVM）、"全球监管运营及政策司"（Office of Global Regulatory Operations and Policy，OGROP）、"医疗产品及烟草监管司"（Office of Medical Products and Tobacco，OMPT）、"运营司"（Office of Operations）、"政策、规划、立法及分析司"（Office of Policy，Planning，Legislation and Analysis，OPPLA）。

7 个中心分别是"食品安全及应用营养中心"（Center for Food Safety and Applied Nutrition，CFSAN）、"兽药中心"（Center for Veterinary Medicine，CVM）、"国家毒理研究中心"（National Center for Toxicological Research，NCTR）、"生物制品审评与研究中心"（Center for Biological Evaluation and Research，CBER）、"药品审评与研究中心"（CDER）、"烟草产品中心"（Center for Tobacco Products，CTP）、"器械及放射卫生中心"（Center for Devices and Radiological Health，CDRH）。其中 CFSAN 和 CVM 隶属于"食品及兽药司"（OFVM），NCTR 隶属于"首席科学家办公室"（OCS），CBER、CDER、CTP 和 CDRH 隶属于"医疗产品及烟草司"（OMPT）。

美国本土5个区域办事处分别是"中央区"（Central Region）、"东北区"（Northeast Region）、"太平洋区"（Pacific Region）、"东南区"（Southeast Region）和"西南区"（Southwest Region），这5个区域办事处隶属于"监管办事处"（Office of Regulatory Affairs，ORA），而ORA又隶属于"全球监管运营及政策司"（OGROP）。

2016年6月，FDA基于美国副总统主持下的国家肿瘤创新登月计划（Vice President's National Cancer Moonshot Initiative），又简称为"肿瘤登月计划"（Cancer Moonshot），开始酝酿局部机构调整，即整合原有与肿瘤相关的药品、生物制品和医疗器械的监管科学家和审评员，单独成立一个肿瘤卓越中心（Oncology Center of Excellence，OCE），该中心将成为一个与CDER、CBER和CDRH一样独立的中心。FDA指出OCE是"肿瘤登月计划"实施的关键，成立OCE将有助于抗癌新产品的研发。也正因为肿瘤疾病的复杂性，才促使FDA决定加快筹建OCE并任命原CDER"新药办公室"（Office of New Drugs，OND）下的"血液及肿瘤产品办公室"（Office of Hematology and Oncology Products，OHOP）主任Dr. Richard Pazdur为OCE执行主任，由其负责将FDA各中心的肿瘤学家集中在一起[1]。2017年1月19日时任FDA局长Robert Califf宣布正式任命Dr. Richard Pazdur为OCE的第一任主任[2]。在FDA在1月19日的Dr. Richard Pazdur任职声明中专门强调了FDA将肿瘤作为第一个疾病领域去整合与肿瘤相关的所有监管力量，包括原属于CDER、CBER和CDRH三个中心的部分职能和监管力量，这样有助于更好地为肿瘤患者服务，而且有利于统一所有肿瘤产品的技术要求和评价标准，强化肿瘤临床评价促进安全有效的抗肿瘤产品上

---

[1] https：//www.fda.gov/NewsEvents/Newsroom/PressAnnouncements/ucm509063.htm

[2] https：//www.fda.gov/NewsEvents/Newsroom/PressAnnouncements/ucm537564.htm

市。另外，也有助于进一步发展肿瘤相关监管科学，开发政策法规和简化工作流程等。OCE 成立后随即启动了肿瘤精准治疗项目（precision oncology program）、基于患者的肿瘤药物研发（patient-focused drug development）、肿瘤免疫（immuno-oncology）、儿科肿瘤（pediatric oncology）、信息交换及数据转换（information exchange and data transformation，INFORMED）、肿瘤医疗器械和诊断试剂（oncology devices and diagnostics）、肿瘤细胞治疗和基因治疗（oncology cell and gene therapy）、肿瘤法规事务（oncology regulatory affairs）等多个专项工作。

另外，"全球监管运营及政策司"（OGROP）下面的"国际项目处"（Office of International Programs，OIP）还在全球 227 个国家设立有海外办事处，这些海外办事处的职责：一是获取派驻国的科学和法规信息；二是对这些国家的出口商和生产企业开展检查和调查；三是加强与派驻国监管机构就共同关心的领域进行合作；四是向国外行业宣传美国法规要求；五是强化国外监管机构的能力；六是参与美国贸易谈判，坚持美国安全有效的高标准；七是给 FDA 各个中心和部门提供国际环境下 FDA 运作的成功信息。

根据 FDA 2016 年财政预算报告披露数据看，2015 年 FDA 共有 15808 人，2016 年会增加至 16630 人。其中"监管办公室"（ORA）是 FDA 第一大机构，目前有 4836 人；其次是 CDER，目前有 4523 人，其他部门人数见表 2。

表 2　FDA 2015–2017 年部门人员数量 [3]

	FY 2015 Estimate			FY 2016 Estimate			FY 2017 Estimate		
	Civilian	Military	Total	Civilian	Military	Total	Civilian	Military	Total
ORA	4446	330	4776	4675	330	5005	4807	330	5137
CDER	3880	449	4329	4088	449	4537	4094	449	4543
CDRH	1582	93	1675	1509	93	1602	1542	93	1635
CFSAN	926	35	961	1036	35	1071	1119	35	1154
Headquarters and Office of Commissioner	1050	54	1104	1113	54	1167	1146	54	1200
CBER	1005	67	1072	1042	67	1109	1045	67	1112
Family Smoking Prevention and Tobacco Control Act	640	31	671	781	31	812	849	31	880
CVM	556	10	566	561	10	571	582	10	592
NCTR	276	——	276	276	——	276	276	——	276
Color Certification	36	——	36	37	——	37	37	——	37
Export Certification	18	——	18	18	——	18	18	——	18
Total	14415	1069	15484	15136	1069	16205	15566	1069	16635

[3]　http：//101.96.8.141/www.fda.gov/downloads/aboutfda/reportsmanualsforms/reports/budgetreports/ucm485237.pdf

结合表2各部门预算情况，FDA把主要的人力财力用在上市准入的技术审查和生产现场及研制现场检查环节上，如果把药品、食品、器械、兽药审查中心的人员全部算上，FDA在市场准入的技术审查方面投入超过55%的人力资源，而在现场检查方面投入超过30%的人力资源，而剩下不到15%的人力资源主要分布在行政管理、法律事务、政策制定、预算规划和基础设施建设等方面。这样的资源配置与FDA当前面临的复杂监管形势有关，目前FDA全体雇员仅有15808人，但随着全球经济一体化进程，FDA所监管的大多数产品却来自150多个国家和遍布全球的30余万个生产场地，其监管产品来源的多样性和供应链的复杂性使得监管风险陡增、任务艰巨，所以FDA把有限的人力资源部署在"上市准入"和"现场检查"这两个环节，以期从监管源头控制住风险。事实证明，采取这样的监管策略确实起到了事半功倍的效果，既提高了监管效率也做到了风险最小化。

第三部分　重要政策制定和战略规划

前文提及《食品药品纯净法案》(Pure Food and Drug Act)、《联邦食品药品和化妆品法案》(FD&CA)和《科夫沃-哈里斯药品修正案》(Kefauver-Harris Drug Amendments)共同构建了美国现代药品审查制度，为FDA开启了科学监管时代。但是在科技日新月异的今天，药品监管面临着新的困难和挑战。期间，FDA通过各种修正案(amendments)、法规(regulations)和指南(guidances)对主要法律进行不断修补以保持FDA的灵活性，以适应社会发展的需要，但这些法律法规大多都是对一些具体问题的小修小补，缺乏从国家治理层面和战略高度去重新审视FDA和行业的未来发展趋势以及公共卫生领域里的未来需求。正是基于这种大背景下，FDA 最终审时度势，抓住了药品监管中最核心的问题"创新和发展"，并围绕这一核心问题，开始思考并布局 21 世纪的战略规划，为此，FDA 推出了 21 世纪迄今为止影响颇为深远的两项举措，即"关键路径创新计划"（Critical Path Initiative，CPI）和《FDA 安全与创新法案》（Food and Drug Administration Safety and Innovation Act，FDASIA），该举措为进一步强化 FDA 的监管权限和提升产业创新能力起到了关键性作用。

（一）关键路径创新计划

21 世纪初，FDA 意识到当今生物医药科学的发展给重大疾病的预防和治疗带来新的希望，但是近年来的一些重大基础科学发现并未及时有效地转化成可支付的且更为安全的产品服务于患者，造成这一现象的原因在于目前的新药开发在时间、成本和传统研究方法上面临越来越大的挑战，与此同时每年向 FDA 递交的新药申请数量和新医疗器械数量却在逐年下降。由于研发成本的攀升，研制者一般都瞄准的是具有高额市场回报率的品种，而在重大公共卫生领域（如生物反恐）、罕见病，以及第三世界国家地区的流行性疾病、疾病预防和个体化治疗等方面投入不足。FDA 认为如果研发成本和方法不能有效改变的话，必然会遏制生物医学领域的创新，而解决这个问题的关键在于必须及时跟上基础科学的巨大进步。随着生物组织工程、细胞和基因治疗、纳米技术的应用、新型生物材料和个体化药物治疗等新兴医学技术的发展，20 世纪的新药评价标准和工具显然已不能完全适用于当前的新药评价。基于此，FDA 于 2004 年开始启动"关键路径创新计划"（Critical Path Initiative，CPI），并将其定位为国家战略，主要服务于 FDA 监管产品的研发、评价和生产等，尤其是人用药及生物制品、医疗器械、兽用药的转化方法。在 2004 年 FDA 发布的《创新还是停滞不前——通往新医疗产品关键路径的挑战和机遇》(<Innovation or Stagnation——Challenge and Opportunity on the Critical Path to New Medical Products>) 报告中指出 "关键路径计划" 主要集中解决研发中最紧迫的问题以及最有可能快速改善公众健康的治疗领域，而 FDA 主要从三个维度去着手推动，即安全性评价、疗效评价和产品工业化。

在安全性评价方面，为尽早发现药物研发中的安全性问题，FDA 致力于开发更为可靠的、新的安全性评价工具，包括新的评价模型和指标等，例如 FDA 推荐采用人体细胞株来描述药物代谢途径，FDA 认为可以以这种直接的体外分析方法来预测新药的人体代谢途径，研发人员通过这项技术能在早期淘汰代谢方面不好的化合物（如存在潜在的药物间相互作用等问题）。另外，FDA 还开发并标准化了从组织培养液中记录逆转录病毒样颗粒清除的方法，该方法成功地解决了围绕单克隆抗体早期应用的安全性担忧问题。又如 FDA 提出要开发一系列对外来抗原人体免疫应答更佳的预测指标和先进方法等。

在疗效评价方面，FDA 认为寻找更佳的非临床筛选预测方法是当前的迫切需求，采用新的生物标记物或以替代终点作为有效性标准将缩短临床研发周期，例如 FDA 以 CD_4 细胞计数，后来又以病毒载量作为抗 HIV 药物的疗效替代指标，仅此一项研发评价策略的调整就使得这类针对重大疾病的首个新药上市时间缩短为 3 年半。类似的还有如以幽门螺杆菌（Hp）的清除率作为十二指肠溃疡治愈替代指标，以及以免疫保护水平作为疫苗的有效性批准依据等。另外，FDA 还致力于推动基于药理和统计模型的药物研发评价工具；通过发展分子影像学来观察精神神经类药物的吸收、分布、结合和药理作用以预测其有无进一步研究评价的必要性；基于患者关注的结果观察来确保新治疗领域的终点指标能够准确反映患者需求和临床价值；药物基因组学和蛋白组学的兴起对于寻找靶受体的生物标记物、监测临床效应和探讨作为临床效应的生物标记物带来巨大帮助。

在产品工业化方面，FDA 一直致力于推广生产过程分析技术（例如用于监测和控制生产的自动化传感器）和其他现代化生产制造技术（在确保获得高质量标准的同时改善效率和提高灵活性）的应用；如基于美国有 1600 万糖尿病患者，血糖监测仪在糖尿病的防治过程中就非常关键，FDA 联合国立卫生研究院（National Institutes of Health，NIH）为此开发了一套与己糖激酶实验室检测方法（hexokinase laboratory method）比对的血糖检测方案；联合疾病预防控制中心（Centers for Disease Control and Prevention，CDC）解决了西尼罗河病毒核酸血清快速检测的样本筛选和标准制定；抓紧出台新的鉴别程序和标准来指导干细胞扩增和其他细胞产品，以及生物工程组织和需要植入的药械复合产品（例如药物涂层支架）；推动医疗器械研发和预测软件的应用来模拟人体作用来调整产品设计。

FDA 在 2006 年发布的《关键路径报告》中列出了覆盖六大关键领域的 76 项具体举措，这六大领域是：①开发更好的评价工具，如新的生物标记物和疾病模型；②改革临床试验；③利用生物信息学；④推动面向 21 世纪的生产制造；⑤开发公众亟需产品；⑥开展风险人群评估，尤其是儿童。2008 年一项非正式调查报告披露 FDA "关键路径创新计划（CPI）"的合作伙伴包括有来自 5 个国家和 28 个州的 84 个政府监管机构、大学、行业领袖和患者团体。FDA 每年会有专项经费资助"关键路径创新计划重点项目"的研究，FDA 工作人员、各个大学和研究所均可申请。

（二）《美国食品药品管理局安全与创新法案》

2012 年，美国白宫代表和参议院以压倒性票数通过了《FDA 安全与创新法案》（FDASIA），7 月 9 日美国总统奥巴马将其签署为法律。FDASIA 是对《联邦食品药品和化妆品法案》（FD&CA）的又一次重要修订，通过扩展 FDA 的权责范围，增强其保护和促进公众健康的能力。

FDA 意识到在全球药品监管形势愈加严峻的今天，监管权限不再适应现实的监管环境，比如药品供应链全球化使 FDA 的原有监管受到地域限制，药品审评积压的现状导致已有的审评资源和模式已无法满足新的审评需求，因此需要通过 FDASIA 进一步扩大了 FDA 的权限来应对新的挑战。

美国 FDA 前任局长玛格丽特·汉博格博士（Margaret A. Hamburg）于 2013 年就《FDA 安全与创新法案》实施一周年之际发表讲话时说道："《安全与创新法案》的主要目的是对新药和医疗器械的使用中付费法案进行再次授权，并确定仿制药和生物类似物 2 个新的使用者付费法案……在这样一个预算持续紧缩的时期，能得到这个稳定而可靠的资金来源对支持和稳定 FDA 的专家团队是至关重要的，这为团队及时、审慎地对每年收到的产品申请进行审批提供了保障"。

面对日新月异的生命科技和瞬息万变的商业环境，药品监管只有与时俱进才能有利于促进产业发展和保证产品质量，切实履行好保护和促进公众健康的使命。FDASIA 为加强 FDA 保障和促进公众健康的能力，主要从以下几个方面来强化 FDA 的职责：

1.《使用者付费法案》再次授权给予 FDA 收费的权力

从行业用户收取费用，为创新药、医疗器械、仿制药和生物仿制药的审查提供资金。FDASIA 对 FDA 扩大授权是以 FDA 更好地履行监管责任为目的的。法规中明确规定了每年监管部门需要向国会递交各种报告说明相关法律条款贯彻实施的情况。必要时，监管部门也需要邀请第三方评估机构对实施的计划进行评价，并根据评价结果进行修正。对监管部门履行职责的情况进行监督评价并将该规定上升到法律层面，保证监管部门权责一致，确保法案授予的权利真正产生实际效果，而非一纸空文。

2. 促进创新

尽早让患者用上安全有效的产品。创新是医药产业发展的源动力，政府对药品的监管应该"监管与服务"相结合，开发类似于"突破性治疗"这样的加速审评工具，激励药物创新。另外，对于市场机制无法有效发挥作用的领域，如儿科药物和抗生素的研发，监管部门更应担起责任，给予政策上的倾斜和帮助，保证小众人群的用药利益，确保用药公平性。

3. 提高利益相关方的参与度

邀请利益相关方广泛参与 FDA 的相关过程。在 FDA 的各项监管政策中"利益相关者"被广泛应用，不仅体现在此次 FDASIA 中的"以患者为中心的药品开发"计划中，也渗透在 FDA 各项监管决策和公众监督活动中。好的监管政策有助于提高企业产品质量和创新性，保障人民生命安全和健康，反过来，这些"利益相关者"有责任和义务为建设更强更大的监管力量而发声。一方面，"利益相关者"的意见被越来越多地考虑到，如当时出台的几部使用者付费法案是在国会、FDA、行业和公众的共同努力下制定的。法案的绩效目标也是 FDA 与行业商讨后形成的，"以患者为中心的药品开发"使监管机构直接与患者对话，了解他们最真实的想法，从而提高对药品风险效益的认识。另一方面，FDA 的监管活动被最大限度地公开化，接受公众的评议监督。药品监管需要各方面力量的协同配合和监督，才可发挥出监管活动的最大效能。

4. 强化了药品供应链的安全性

此次 FDASIA 要求所有"生命支持、维持生命或打算用于预防治疗衰弱疾病或状况和在急救医疗和手术中使用的药品"的制造商在可能发生药品停产或中断供应前 6 个月（或在切实可行的情况下尽快）告知 FDA，并说明停产或中断原因，否则 FDA 可对其不合规行为展开调查并公之于众。如果 FDA 确定可能会发生药品短缺，可通过加快简约新药申请（abbreviated new drug application，ANDA）或 ANDA 补充申请审评或加快能够减轻或防止短缺的新药申请（new drug application，NDA）审评、加快对有助于减轻或防止短缺的设施的检查进行预防。FDA 还持有一份由 HHS 部长确定的最新短缺药品名单。对于名单中短缺的受管制物质（controlled substances），FDA 将根据市场需求要求总检察长将生产份额提高到解决药品短缺所需水平。此外，法案要求 FDA 成立专门工作组，负责制定应对药品短缺的战略计划，其中包括一项"合格生产商合作计划"，FDA 可指定某些药品生产商作为具备"提供确定的产品或与预期出现短缺的产品的产能和能力的合格生产商"。

FDASIA 的颁布推动了美国药品的科学监管进一步发展：一是 FDASIA 优化了 FDA 的审评程序，解决了用药可及性；二是为鼓励创新和解决用药可及性，FDA 丰富了监管手段，提出了"突破性治疗"（Breakthrough Therapy）审评机制；三是大力推动儿童药研发，确保特殊人群的用药公平性；四是强化了 FDA 的监督执法权力，确保药品供应链安全。

第四部分　工作机制与体制

由于美国对于食品、药品、化妆品、医疗器械和烟草产品实行中央集权管理，FDA 只设有联邦一级的监管机构，除了本土区域办公室和实验室以及驻海外办事处外，没有其他派驻机构，各州郡不设食药监督机构，而且各部门基本都集中在美国马里兰州银泉市白橡树园区办公。这种扁平化的组织结构和集中办公有利于 FDA 降低管理成本、提高工作效率。

以人用药品注册监管为例，其审评审批均由 CDER 负责，从一个研究性新药（investigational new drug，IND）开始，参与 IND 审查的各专业审评人员通常也是该品种今后申报 NDA 的专业审评人员。申请人在研发期间，可以根据需要按照法规规定向 FDA 提出召开 Pre-IND Meeting、End-of-Phase 2 Meeting 和 pre-NDA Meeting 的申请，通常情况下 FDA 会在这三个阶段与申请人开会讨论。通常情况下，FDA 审评小组全体人员都要参加上述会议，与申请人就确证性临床试验设计和 NDA 申请是否符合要求进行讨论。当申请人开始向 FDA 递交 NDA 后，相关专业审评人员、处方药推广办公室（Office of Prescription Drug Promotion，

OPDP）、和隶属于"监测及流行病学办公室"（Office of Surveillance and Epidemiology，OSE）的"风险管理部"（Division of Risk Management，DRISK）、隶属于"合规办公室"（Office of Compliance）的"生产及产品质量部"（Division of Manufacturing and Product Quality，DMPQ）以及"科学调查办公室"（Office of Scientific Investigations，OSI）会派人参加对申报资料的"立卷审查"（filing review）。"立卷审查"主要是初步审查申报资料是否可用以及是否符合法规要求，并识别潜在的审评问题。如不符合要求，NDA 申请会被退回并详细给出退审理由；如符合要求则可进入"文件归档、报告和管理跟踪系统"（document archiving，reporting and regulatory tracking system，DARRTS），并明确审评时限，常规审评（standard review，SR）10 个月，优先审评（priority review，PR）6 个月，同时将任务分发至各专业。审查小组由各专业审评员、法规项目经理、标签审查人员、安全性审查人员和现场检查人员组成，审评期间会多次召开由上述人员参加的审查小组会议，会议纪要由法规项目经理整理。各专业审查意见完成后，由"跨学科审查组长"（cross discipline team leader，CDTL）根据各专业意见形成最终的综合意见，CDTL 一般由医学审查组长兼任。现场检查会安排在技术审查期间进行，由于现场检查人员会参加审查小组会议，所以现场检查人员将根据会议讨论情况和技术审查关注的重点去制定生产研制现场检查策略，确保技术审评和现场检查无缝衔接以利于科学决策。另外，由于"使用者付费法案"对审评时限有明确要求，所以 FDA 必须在时限规定内做出审批结论。通常，FDA 一般不会直接做出"不予批准"的审批决定，而是给申请人一封"完全回应函（complete response letter，CR）"，"完全回应函"会详细给出申报产品研究中的一些缺陷并指出改进方向。至于批准的产品，通常由 CDER 相关审评部门的 office director 或 division director 根据授权分类直接签署，所有审批文件无须交由中心主任和 FDA 局长签署。

从上述工作机制看，FDA 与我国实行申报受理、注册检验、技术审评和行政审批的分段式管理迥然不同，例如美国人用药品的受理、审评审批、现场检查以及上市后评价等全链路监管均在 CDER 完成，而我国是由国家食品药品监督管理总局下辖的不同机构各司其职。其次，从监管资源配置来看，FDA 全局近 16000 人，有超过 80% 的雇员从事上市准入和生产研制现场检查，而我国食药监管队伍虽然在人员数量上远超美国，但人员配置恰好相反，超过 80% 的人员从事行政管理和市场监督，而且人员专业素养远不及 FDA。第三，从管理层来看，FDA 高层管理人员几乎都拥有医药专业背景并长期从事食药监管工作，无一例外都是监管经验丰富的专业人士，且 FDA 没有关于高层管理人员必须交流任职的管理规定，所以 2015 年刚退休的 FDA 前任局长 Margaret Hamburg 博士可以担任局长一职长达 6 年，Janet Woodcock 博士在 CDER 服务更是长达 21 年。这也使得 FDA 的管理比较平稳、政策比较稳健，监管工作更具有可预见性。第四，FDA 强调与其他国家或地区的监管合作。FDA 通常每个月会与加拿大、欧盟和日本定期召开电视电话会议，一般会协调监管政策和及时分享数据安全信息，如果欧盟、加拿大或日本已经检查过的生产研制现场，FDA 将不再重复检查。这一点值得我国借鉴，我们需要以更为开放的心态参与到全球监管事务合作中。第五，FDA 制度完善，所有岗位和工作均按部就班，高层人事调整一般不会导致 FDA 的监管政策出现大的变化，更不会对 FDA 的内部日常工作产生影响。

第五部分　监管理念与文化

FDA 监管工作的核心理念是"保护和促进公众健康"（Protecting and Promoting the Public Health）。为了促进创新和解决药物可及性问题，FDA 出台有"使用者付费法案"和"关键路径计划"的战略规划。与此同时，FDA 在其内部大力倡导"4C 文化"，"4C 文化"是四个英文单词首字母缩写，即 Communication（沟通）、Conflict Management（管控利益冲突）、Consumer Focus（关注消费者）和 Community（利益共同体）。具体来讲如下：

"沟通"是指 FDA 应当高度重视与利益相关者（Stakeholders）的沟通交流，只有善于倾听各方（监管者、患者、制药工业界、医生，以及其他与医药领域相关的机构或团体）意见，汲取最新的前沿科学成果，并围绕"保护和促进公众健康"这一核心理念平衡各方利益诉求，才能制定出好的政策措施，实现"双赢"和可持续发展。

"管控利益冲突"是指 FDA 需要处理好个人利益、公众利益和商业利益之间的潜在冲突，避免利益冲突影响监管决策。例如"专家咨询委员会"（Advisory Committee Meeting，AC Meeting）成员在参加某次专家咨询会议前，需要公开声明与申请人是否存在有利益关系，如是否持有申请人的公司股票，是否接受过申请人的研究资助，是否正在参与其他同类产品的研究，是否与申请人的同行竞争者存在利益关系等等，如该专家确定参会需要签署一份"免责声明"（Waiver）承诺其公开事项属实并对其个人言行负责，此时该专家可以参加专家咨询会讨论，但不得投票。另外，FDA 会要求承担有监管职权的员工每年就其理财投资进行申报，如出现雇员不实申报则将面临内部纪律调查和司法指控。又如某个审评岗位的雇员需要离职去工业界发展，根据"利益冲突原则"，一般规定其两年内不得参与之前审评过的相关产品研发，工业界也会在此期间对其工作安排进行回避，避免让其从事违反"利益冲突原则"的工作。

"关注消费者"是提醒 FDA 不要忘记监管工作的出发点和本质，FDA 只有立足于患者需求才能推动工业界更好地为公众服务，才能实现"保护和促进公众健康"这一核心使命。例如美国在孤儿药和儿童药研发上一直是由 FDA 去主导推动，又如为了解决临床急需药品的上市，FDA 就必须采取有效措施解决药品短缺问题，如招募更多的雇员和调整研发评价策略去提高工作效率、缩短研发周期和降低研制成本。

"利益共同体"是指 FDA 需要与所有的利益相关方共同努力去打造互利共赢、相互促进的局面，只有各方利益诉求和目标一致，才能实现共赢。同时，FDA 也需要在内部通过信任、尊重和实现个人发展去打造一支团结协作、素质过硬的监管队伍。

而 CDER 在 FDA"4C 文化"的基础上提出"5C 文化"，即增加了"合作"（collaboration）这个要素。"合作"要求 CDER 内部应该在基于尊重、平等发言和有效合作，通过开放式讨论来做出更佳决策。

作为联邦执法力量的一支，FDA 多年来身体力行大力宣传其核心价值观，这对于统一员工思想、提升职业荣誉感、树立监管权威和得到公众认可起到非常重要的作用。

第六部分　人才队伍

FDA 将近 16000 名监管队伍中，绝大多数都具有博士学位，其中双学位或双学历的复合型人才也不在少数，FDA 在所有联邦政府部门中其高学历人才密度位居前列。FDA 能够拥有一支一流的专业化监管队伍主要采取了以下几项举措：①广纳贤才，无须国籍限制。美国政府部门雇员一般只招聘本国公民，但 FDA 是个例外，FDA 除了管理岗位（Team Leader 以上职位）外，众多职位既可以面向本国公民也可以面向外国人，通过公开竞聘择优录取。一旦录取为 FDA 工作人员的外国公民，FDA 还可以帮助其加快申请美国绿卡和公民，在 FDA 有相当数量的雇员是印度裔和华裔人员。②重视职业培训和在职教育。FDA 与美国多所大学开展有合作培训，并鼓励在职人员可以根据自身职业发展需要选择参加。由于 FDA 重视对雇员业务能力提升的培训，故对业务部门的员工每年有继续教育学分的要求，因此，参加各类专业课程学习和培训将会记录其继续教育学分。当然 FDA 不仅仅给员工提供专业培训，还组织一些包括如消防或恐怖袭击等应急演练培训，以及有关个人福利和权益的培训，如报税、医疗保险、退休金管理、少数族裔的权利等。当然还有联邦政府或"人类健康服务部"（Department of Health & Human Services，HHS）给政府雇员举办的一些诸如领导力等管理方面的培训，以及与 FDA 有合作的一些知名智库关于战略规划方面的讲座。③重视后备人才库建设。FDA 每年可招收为数众多的实习生（intern）和学者（fellow）参与 FDA 的一些日常管理和研究工作。通过这种培训机制，可以为 FDA 物色到一些未来有可能加入到 FDA 工作的潜在对象。据本人了解，在 FDA 新招募的职员中有不少人之前在 FDA 有做过 Fellow 的经历。④鼓励人才流动。FDA 在用人制度上实行"旋转门制度"，工业界人士可以进入 FDA 工作，而 FDA 的雇员也可以自由选择去工业界或学术界发展。在 FDA 内部，不同部门的职员也可以通过跨部门应聘流动来调整自己的工作岗位或职务，比如本人所在部门也有个别人员选择去"仿制药办公室"（Office of Generic Drug，OGD）工作。⑤较为优厚的物质待遇。虽然联邦政府雇员的待遇一般低于工业界的收入，但工作比较稳定没有失业风险，而且有带薪休假、医疗保险和退休金，个人贷款也有优惠，所以很多人还是愿意选择去政府部门工作。根据最新的政府雇员薪酬标准，一般刚入职的审查员平均年薪可达 8 万美元左右，而 FDA 雇员个人平均年收入一般在 14 万美元左右（见表 3），其中临床医学审查人员在此基础上每年还有额外的 12 万美元左右的补助。综上，FDA 在人才队伍建设上通过"待遇留人、事业留人"等综合举措成功打造了一支人心稳定且具有过硬专业素养的高素质执法监管队伍。

表 3　FDA 雇员 2012~2014 年薪酬福利及百分比变化

Fiscal Year	2012	2013	2014	3-year Average
Total PC&B	$1,824,703,000	$1,927,703,000	$2,054,937,000	—
Total FTE	13,382	13,974	14,555	—
PC&B per FTE	$136,355	$137,949	$141,184	—
Percent Change From Previous Year	3.1843%	1.1690%	2.3451%	2.2328%

Note

PC&B：Personal Compensation and Benefits

FTE：Full-Time Equivalent

第七部分　药品审评与研究中心、生物制品审评与研究中心组织框架

（一）CDER

CDER 是美国 FDA 现有 8 个中心之一。CDER 下面共有 13 个一级"办公室"（Office），分别是"中心主任办公室"（Office of the Center Director，OCD）、"法规政策办公室"（Office of Regulatory Policy，ORP）、"管理办公室"（Office of Management，OM）、"对外宣传办公室"（Office of Communications，OCOMM）、"合规办公室"（OC）、"医疗政策办公室"（Office of Medical Policy，OMP）、"转化科学办公室"（Office of Translational Sciences，OTS）、"执行计划办公室"（Office of Executive Programs，OEP）、"战略计划办公室"（Office of Strategic Programs，OSP）、"监测及流行病学办公室"（OSE）、"新药办公室"（Office of New Drugs，OND）、"药学质量办公室"（Office of Pharmaceutical Quality，OPQ）、"仿制药办公室"（OGD）。其中有 8 个 Office 是 Super Office，即下面还辖有二级 Office，分别是"合规办公室"（OC）、"医疗政策办公室"（OMP）、"转化科学办公室"（OTS）、"战略计划办公室"（OSP）、"监测及流行病学办公室"（OSE）、"新药办公室"（OND）、"药学质量办公室"（OPQ）、"仿制药办公室"（OGD）。

CENTER FOR DRUG EVALUATION AND RESEARCH

KEY OFFICIALS

March 6，2017

中心主任办公室（OFFICE OF THE CENTER DIRECTOR, OCD）

主任	Janet Woodcock，医学博士	（电话） 301-796-5400	（白橡树园区 51 栋 /6133 房间） WO 51/Rm. 6133
Woodcock 执行助理	Sharnell Ligon	301-796-5400	WO 51/Rm. 6131
Woodcock 特别助理	Devota DeMarco	301-796-3605	WO 51/Rm. 6124
监管项目分管副主任	Douglas C. Throckmorton，医学博士	301-796-5400	WO 51/Rm. 6132
Throckmorton 博士的执行助理	Wynnet Green	301-796-1103	WO 51/Rm. 6128
临床科学分管副主任	Robert J. Temple，医学博士	301-796-2270	WO 22/Rm. 4212
Temple 博士的执行助理	Aprile Blount	301-796-1079	WO 22/Rm. 4221
Temple 博士的特别助理	Melina Griffs	301-796-1078	WO 22/Rm. 4206
科学事务分管副主任	Richard Moscicki，医学博士	301-796-5400	WO 51/Rm. 6118
Moscicki 博士的执行助理	LaToya Richardson	240-402-4037	WO 51/Rm. 6126
药品安全事务分管副主任	Theresa Toigo，注册药剂师、工商管理硕士	301-796-8473	WO 51/Rm. 6156
项目经理	Georgiann Ienzi	301-796-3515	WO 51/Rm. 5159

管制药品小组（Controlled Substance Staff, CSS）

负责人	Michael Klein，哲学博士	301-796-5402	WO 51/Rm. 5142

中心主任办公室（OFFICE OF THE CENTER DIRECTOR，OCD）

立法事务分管副主任	Robert Guidos, 法学博士	301-796-4052	WO 51/Rm. 6304

专业事务及利益相关方协调小组（Professional Affairs and Stakeholder Engagement Staff，PASES）

负责人	John J. Whyte, 医学博士、哲学硕士	240-402-4121	WO 51/Rm. 2342

反恐应急协调小组（Counter-Terrorism and Emergency Coordination Staff，CTECS）

负责人	Rosemary Roberts, 医学博士	301-796-1740\	Hillandale/Rm. 2128

药品短缺小组（Drug Shortage Staff，DSS）

负责人	Jensen，Valerie	301-796-0737	WO 22/Rm. 6204

监管政策办公室（OFFICE OF REGULATORY POLICY，ORP）

主任	Grail Sipes, 法学博士	301-796-5122	WO 51/Rm. 6244
副主任	Carol Bennett，法学博士	301-796-0037	WO 51/Rm. 6276
执行助理	Laura DeGrouchy	301-796-3632	WO 51/Rm. 6269

行政管理小组

高级经理	Kelley Hill	301-796-3706	WO 51/Rm. 6252

监管政策 I 处（Division of Regulatory Policy I，DRPI）

处长	Nancy Hayes，法学博士	301-796-5211	WO 51/Rm. 6244

监管政策 II 处（Division of Regulatory Policy II，DRPII）

处长	Michael Bernstein，法学博士	301-796-3478	WO 51/Rm. 6240

监管政策 III 处（Division of Regulatory Policy III，DRPIII）

处长	Nam Kim，法学博士	301-796-3472	WO 51/Rm. 6320

监管政策 IV 处（Division of Regulatory Policy IV，DRPIV）

处长	David Joy，法学博士	301-796-2242	WO 51/Rm. 6254

监管政策办公室（OFFICE OF REGULATORY POLICY，ORP）

信息公开政策处（Division of Information Disclosure Policy，DIDP）

处长	Nancy Sager	301-796-3491	WO 51/Rm. 6264
副处长	Howard Philips，法学博士	301-796-3483	Hillandale/Rm.3172

政务公开科（Proactive Disclosure Branch，PDB）

科长	Carol Doyle	301-796-3492	Hillandale/Rm.3152

公众知情科（Freedom of Information Branch，FOIB）

科长	Sudarshini（Darshini）Satchi，法学博士	301-796-3496	Hillandale/Rm.3130

行政计划办公室（OFFICE OF EXECUTIVE PROGRAMS，OEP）

主任	Mary Beth Clarke	301-796-2859	WO 51/Rm. 6144
副主任	Heather Brown	301-796-4304	WO51/Rm. 6156
执行助理	Cheryl Giganti	240-402-8294	WO 51/Rm. 6145
监察专员	Virginia Behr	301-796-3436	WO 51/Rm. 6158
项目管理团队	Hope Butler（代理负责人）	301-796-3415	WO 51/Rm. 6104
产品司法官	Cherryn Chang	301-796-2454	WO 51/Rm. 6155
首席行政官	Stephanie Donovan	301-796-2860	WO 51/Rm. 6114

培训和机构发展处（Division of Learning and Organizational Development，DLOD）

处长	Katherine Hanson	301-796-1239	WO 51/Rm. 2362
副处长	Valerie Ostach-Fagan	240-402-4982	WO 51/Rm. 2374

科学及法规教育科（Scientific and Regulatory Education Branch，SREB）

科长	Shefali Doshi	301-796-1780	WO 51/Rm. 2320

培训设计及宣传科（Training Design and Delivery Branch，TDDB）

科长	Charles White	240-402-3054	WO 51/Rm. 2316

行政计划办公室（OFFICE OF EXECUTIVE PROGRAMS, OEP）

领导力和组织发展科（Leadership and Organizational Development Branch, LODB）

| 科长 | Katherine Hanson | 301-796-1239 | WO 51/Rm. 2362 |

执行营运处（Division of Executive Operations, DEO）

| 处长 | Virginia Behr（代理） | 301-796-3436 | WO 51/Rm. 6186 |

咨询委员会及顾问管理处（Division of Advisory Committee and Consultant Management, DACCM）

| 处长 | Jayne Peterson | 301-796- 9024 | WO 51/Rm. 2422 |
| 副处长 | Cicely Reese | 301-796-9025 | WO 31/Rm. 2420 |

管理办公室（OFFICE OF MANAGEMENT, OM）

主任	Melanie Keller，工商管理硕士	301-796-3300	WO 51//Rm. 5135
执行助理	Kenneth Dugger	301-796-3300	WO 51//Rm. 5135
副主任	Edwin Echegoyen，工商管理硕士	301-796-3300	WO 51//Rm. 5135

特别项目及创新协调小组（Special Project and Initiative Staff, SPIS）

| 负责人 | Lori Thompson（代理） | 240-402-6064 | WO 22/Rm. 1214 |

伦理联络协调小组（Ethics Liaison Staff, ELS）

| 负责人 | Lynn Pupkar（代理） | 301-796-6711 | WO51/Rm. 5152 |

政策及程序小组（Policies and Procedures Team）

| 负责人 | John Friel | 301-796-3173 | WO51/Rm. 5116 |

管理小组（Administrative Team）

| 行政事务监督官 | Tracy Bellamy-Anderson | 240-402-4140 | WO51/Rm. 5128 |

预算执行及资源管理处（Division of Budget Execution and Resource Management, DBERM）

| 处长 | Kevin Laser | 301-796-3294 | WO 51/Rm. 1252 |

管理办公室（OFFICE OF MANAGEMENT，OM）			
副处长	Rixie Scott	301-796-4405	WO 51/Rm. 1260
预算执行科（Budget Execution Branch，BEB）			
科长	David Caines	240-402-0555	WO 51/Rm. 1264
财务核算科（Financial Accountability Branch，FAB）			
科长	Don Kim	301-796-4407	WO 51/Rm. 1256
并购业务科（Acquisitions Support Branch，ASB）			
科长	Beth Goldberg	240-402-5101	WO 51/Rm. 1272
管理服务处（Division of Management Services，DMS）			
处长	Mary Milline	301-796-4428	WO 51/Rm. 1348
人力资源分管副处长	Jacquita Johnson-House	301-796-4148	WO 51/Rm. 1352
后勤管理分管副处长	Angela Harris	301-796-4450	WO 51/Rm. 1344
人力资源管理科（Human Capital Management Branch，HCMB）			
科长	Chantal Dawson	240-402-0032	WO 51/Rm. 1342
人力资源计划科（Human Capital Programs Branch，HCPB）			
科长	Zina Freeman	240-402-0038	WO 51/Rm. 1316
设备运营科（Facilities Operations Branch，FOB）			
科长	Thomas Giganti	240-276-9487	WO 51/Rm. 1370
房产及公务出行服务科（Property and Travel Services Branch，PTSB）			
科长	Debora Breeden	301-796-4460	WO 51/Rm. 1228
假期及绩效管理科（Leave and Performance Management Branch，LPMB）			
科长	Joe Gathers	301-796-2994	WO 51/Rm. 1330

管理办公室（OFFICE OF MANAGEMENT，OM）

使用者收费管理及预算规划处（Division of User Fee Management and Budget Formulation，DUFMBF）

处长	Donal Parks	301-796-3848	Hillandale/Rm.2108
副处长	Lisa Berry	301-796-7225	Hillandale/Rm.2174

仿制药科（Generics Branch，GB）

科长	Gisa Perez	301-796-4178	Hillandale/Rm.2106

政策及执行科（Policy and Operations Branch，POB）

科长	Sehree Mickel	240-402-5075	Hillandale/Rm.2114

商标科（Brands Branch，BB）

科长	Jeen Min	240-402-8719	Hillandale/Rm.2152

信息化办公室（OFFICE OF COMMUNICATIONS，OCOMM）

主任	Christine Shreeve	301-796-3818	Hillandale/Rm.1126
副主任	Kimberly Rawlings	301-796-3818	Hillandale/Rm.1146
执行助理	Joyce Harrell	301-796-3700	Hillandale/Rm.1127
高级管理官员	Linda Tran	301-796-3636	Hillandale/Rm.1136

网络信息处（Division of Online Communications，DOC）

处长	Paul Buckman，理科硕士	301-796-3135	Hillandale/Rm.1106
副处长	Sally Winthrop，图书管理学硕士	301-796-3135	Hillandale/Rm.1122

健康宣传处（Division of Health Communications，DHC）

处长	Kimberly Rawlings	301-796-3818	Hillandale/Rm.1146
副处长	Vacant		

药品信息处（Division of Drug Information，DDI）

处长	Mary Kremzner，药学博士、公共卫生学硕士	301-796-3144	Hillandale/Rm.4150
副处长	Catherine Chew，药学博士	301-796-3166	Hillandale/Rm.4130

合规办公室（OFFICE OF COMPLIANCE，OC）			
主任	Donald D. Ashley	301-796-3100	WO 51/Rm. 5270
副主任	Ilisa Bernstein，药学博士、法学博士	301-796-4723	WO 51/Rm. 5266
副主任	Mike Levy，法学博士	301-796-3314	WO 51/Rm. 5276
特别助理	Matt Brancazio，药学博士、工商管理硕士	301-796-5343	WO 51/Rm. 5272
	Eunah Kostal, 工商管理硕士	301-796-7435	WO 51/Rm. 5272
执行助理	Nyala Johnson	240-402-0068	WO 51/Rm. 5271
高级管理顾问	空缺		
高级医学顾问	John Troiani，医学博士、哲学博士	301-796-4258	WO 51/Rm. 5282
宣传顾问	Sarah Clark-Lynn（代理）	301-796-9110	WO 51/Rm. 5263

项目管理及分析小组（Program Management and Analysis Staff，PMAS）			
主任	Collin Figueroa	301-796-5802	WO 51/Rm. 5250
生产质量办公室（Office of Manufacturing Quality，OMQ）			
主任	Thomas Cosgrove	301-796-8613	WO 51/Rm. 4342
管理及运营分管副主任	Kennerly K. Chapman	301-796-3271	WO 51/Rm. 4346
科学及法规政策分管副主任	Richard L. Friedman	301-796-3268	WO 51/Rm. 4348
法规科学高级顾问	空缺		
质量保证分管副主任	April Alexandrow	301-796-5363	WO 51/Rm. 5286
特别助理	Ellen Kempler	301-796-3753	WO 51/Rm. 4337
生产质量指南及政策小组（Manufacturing Quality Guidance and Policy Staff，MGPS）			
负责人	Paula R. Katz, 法学博士	301-796-6972	WO 51/Rm. 4330
药品质量 I 处（Division of Drug Quality I，DDQI）			
处长	Carmelo Rosa	301-796-3667	WO 51/Rm. 4354

项目管理及分析小组（Program Management and Analysis Staff，PMAS）

全球合规 I 科（Global Compliance Branch I，GCBI）

科长	Ian Deveau	301-796-5061	WO 51/Rm. 4366

全球合规 II 科（Global Compliance Branch II，GCBII）

科长	Maan Abduldayem	301-796-3916	WO 51/Rm. 4360

药品质量 II 处（Division of Drug Quality II，DDQII）

处长	Francis Godwin	301-796-5362	WO 51/Rm. 4352

全球合规 III 科（Global Compliance Branch III，GCBIII）

科长	Milind Ganjawala	301-796-3318	WO 51/Rm. 4352

全球合规 IV 科（Global Compliance Branch IV，GCBIV）

科长	Tamara Felton-Clark	301-796-4162	WO 51/Rm. 4362

未批准药品及标签合规性办公室（Office of Unapproved Drugs and Labeling Compliance，OUDLC）

主任	Carolyn Becker，法学博士	301-796-8801	WO 51/Rm. 5188
副主任	Kathleen Anderson，药学博士	301-796-3309	WO 51/Rm. 5182
市场监督和数据分析高级顾问	Meghan Murphy，哲学博士	301-796-3307	WO 51/Rm. 5178
政策高级顾问	Sara Rothman，公共卫生硕士	301-796-3536	WO 51/Rm. 5197
法规科学高级顾问	Huascar Batista，公共卫生硕士	301-796-3411	WO 51/Rm. 5164
高级医学顾问	Arthur Simone，医学博士	301-796-1294	WO 51/Rm. 5186

处方药处（Division of Prescription Drugs，DPD）

处长	Gail Bormel，注册药剂师、法学博士	301-796-3263	WO 51/Rm. 5184

处方药科（Prescription Drugs Branch，PDB）

科长	James Flahive，法学博士（代理）	301-796-9293	WO 51/Rm. 5180

处方配制及药房管理实践科（Compounding and Pharmacy Practices Branch，CPPB）

科长	Russell Fortney（代理）	301-796-1068	WO 51/Rm. 5196

未批准药品及标签合规性办公室（Office of Unapproved Drugs and Labeling Compliance, OUDLC）			
非处方药及健保欺诈处（Division of Non-Prescription Drugs and Health Fraud，DNPDHF）			
处长	John（Brad）Pace，法学博士	301-796-3538	WO 51/Rm. 5174
非处方药科（Over-the-Counter Drugs Branch，OTCDB）			
科长	Tina Smith	301-796-2249	WO 51/Rm. 5178
健保欺诈科（Health Fraud Branch，HFB）			
科长	空缺		

药品安全、供应链完整性及响应办公室（Office of Drug Security, Integrity and Response, ODSIR）			
主任	Thomas（T.J.）Christl	301-796-2057	WO 51/Rm. 4274
副主任	Meredith Francis，法学博士	301-796-3476	WO 51/Rm. 4266
政策高级顾问	Connie Jung，R.Ph，哲学博士 .	301-796-4712	WO 51/Rm. 4268
药品进出口及产品召回处（Division of Import Exports and Recalls，DIER）			
处长	空缺		
药品召回及药品短缺科（Recalls and Shortages Branch，RSB）			
科长	Israel Santiago	301-796-3285	WO 51/Rm. 4252
药品进出口合规科（Import Exports Compliance Branch，IECB）			
科长	Andrei Perlloni	301-796-8285	WO 51/Rm. 4278
药品供应链完整性稽查科（Division of Supply Chain Integrity，DSCI）			
科长	Eleni Anagnostiadis，注册药剂师	301-796-7606	WO 51/Rm. 4272
供应链政策科（Supply Chain Strategy and Policy Branch，SCSPB）			
科长	Tia M. Harper-Velazquez, 药学博士、法学博士	301-796-3301	WO 51/Rm. 4262
供应链响应及执法科（Supply Chain Response and Enforcement Branch，SCREB）			
科长	Sangeeta Vaswani Chatterjee	301-796-9256	WO 51/Rm. 4288

计划及监管业务办公室（Office of Program and Regulatory Operations，OPRO）

主任	Maria Rossana（Rosemary）Cook	301-348-3968	WO 51/Rm. 5278
副主任	Sunita Iyer（代理）	301-796-3319	WO 51/Rm. 5282

项目管理及第 I 协调小组（Project Management and Coordination Staff I，PMSCI）

负责人	Carlene（Cai）Randolph	240-402-8761	WO 51/Rm. 2302

项目管理及第 II 协调小组（Project Management and Coordination Staff II，PMSCII）

负责人	Melissa Hulett	301-796-4897	WO 51/Rm. 5254

药品注册及上市工作组（Drug Registration and Listing Staff，DRLS）

负责人	Paul Loebach	301-796-2173	WO 51/Rm. 2262

科学调查办公室（Office of Scientific Investigations，OSI）

主任	David Burrow，药学博士、法学博士（代理）	301-796-5632	WO 51/Rm. 5348
副主任	David Burrow，药学博士、法学博士	301-796-5632	WO 51/Rm. 5348
特别助理	Kavita C. Dada，药学博士	301-796-6954	WO 51/Rm. 5358
监管事务分管副主任	Kavita C. Dada，药学博士（代理）	301-796-6954	WO 51/Rm. 5358

政策小组（Policy Staff，PS）

负责人	Emily Gebbia，法学博士	240-402-0980	WO 51/Rm. 5262

执法及药品上市后安全处（Division of Enforcement and Postmarketing Safety，DEPS）

处长	Douglas Pham，药学博士、法学博士（代理）	301-796-1955	WO 51/Rm. 5364

合规执法科（Compliance Enforcement Branch，CEB）

科长	Adam Donat	301-796-5316	WO 51/Rm. 5352

药品上市后安全科（Postmarketing Safety Branch，PSB）

科长	LaShanda Long，理科硕士	301-796-5465	WO 51/Rm. 5356

科学调查办公室（Office of Scientific Investigations，OSI）			

临床合规评价处（Division of Clinical Compliance Evaluation，DCCE）

处长	Ni Aye Khin, 医学博士	301-796-0911	WO 51/Rm. 5334

GCP 合规监管科（Good Clinical Practice Compliance Oversight Branch，GCPCOB）

科长	Constance Cullity，医学博士，公共卫生学硕士	301-796-3397	WO 51/Rm. 5354

GCP 评估科（Good Clinical Practice Assessment Branch，GCPAB）

科长	Kassa Ayalew，医学博士、公共卫生学硕士	301-796-0670	WO 51/Rm. 5370

医药政策办公室（OFFICE OF MEDICAL POLICY，OMP）			
主任	Jaqueline Corrigan-Curay，法学博士、医学博士	301-796-2500	WO 51/Rm. 6338
助理	Janice Shelton	301-796-2500	WO 51/Rm. 6337
副主任	Denise Hinton，海军上校（CAPT）	301-796-1090	WO 51/Rm. 6348
临床方法学分管副主任	Leonard Sacks，医学博士	301-796-8502	WO 51/Rm. 6326
监管事务分管副主任	Melissa Robb，海军中校（CDR）	301-796-5227	WO 51/Rm. 6346
高级管理官员	Tammy Russell	301-796-2500	WO 51/Rm. 6332

处方药推广办公室（Office of Prescription Drug Promotion，OPDP）			
主任	Thomas W. Abrams，注册药剂师，工商管理硕士	301-796-1200	WO 51/Rm. 3314
副主任	Mark Askine，海军上校（CAPT）	301-796-1200	WO 51/Rm. 3264

药品广告及推广审查Ⅱ处（Division of Advertising and Promotion Review Ⅱ，DAPRII）

处长	Robert Dean	301-796-2215	WO 51/Rm. 3274
副处长	Twyla Thompson	301-796-4294	WO 51/Rm. 3282

44

处方药推广办公室（Office of Prescription Drug Promotion, OPDP）

药品广告及推广审查 I 处（Division of Advertising and Promotion Review I, DAPRI）

处长	Andrew Haffer，海军上校（CAPT）	301-796-1200	WO 51/Rm. 3272
副处长	Lisa Hubbard，海军上校（CAPT）	301-796-1200	WO 51/Rm. 3270

医疗政策倡议办公室（Office of Medical Policy Initiatives, OMPI）

主任	Richardae Araojo，海军上校（CAPT）	301-796-1152	WO 51/Rm. 6320
副主任	Jacqueline O'Shaughnessy	301-796-3389	WO 51/Rm. 6324
法规事务分管副主任	Stephanie Shapley	301-796-4836	WO 51/Rm. 6330

医药政策开发处（Division of Medical Policy Development, DMPD）

处长	Jessica Cleck-Derenick 海军少校（LCDR）（代理）	301-796-0390	WO 51/Rm. 6352
副处长	Jessica Cleck-Derenick 海军少校（LCDR）	301-796-0390	WO 51/Rm. 6352

医药政策规划处（Division of Medical Policy Programs, DMPP）

处长	Bryson Pearsall	301-796-9617	WO 51/Rm. 6326
副处长	Jonas Santiago 海军中校（CDR）	301-796-5346	WO 51/Rm. 6348

临床试验质量处（Division of Clinical Trial Quality, DCTQ）

处长	Alyson Karesh，医学博士	301-796-3824	WO 51/Rm. 6356
副处长	空缺		

转化科学办公室（OFFICE OF TRANSLATIONAL SCIENCES, OTS）

主任	ShaAvhree Buckman-Garner，医学博士、哲学博士、美国儿科学会成员	301-796-1721	WO 21/Rm. 4554
副主任	Susan McCune，医学博士、教育学硕士	301-796-1709	WO 21/Rm. 4554
科学副主任	Jan Johannessen，哲学博士	301-796-2600	WO 21/Rm. 4546
项目支持专家	Kiesha Houston	301-796-2600	WO21/Rm. 4526

转化科学办公室（OFFICE OF TRANSLATIONAL SCIENCES，OTS）

项目管理及分析小组（Program Management & Analysis Staff，PMAS）

负责人	Raya S. McCree	301-796-1708	WO 21/Rm. 4512
法规事务分管副主任	Rubynell Jordan，护理学士、公共管理硕士	301-796-3453	WO 22/Rm. 4528

生物统计办公室（OFFICE OF BIOSTATISTICS，OB）

主任	Lisa LaVange，哲学博士	301-796-4790	WO 21/Rm. 3554
副主任	S. Edward Nevius，哲学博士	301-796-1263	WO 21/Rm. 3550
副主任	Sue Jane Wang，哲学博士	301-796-0831	WO 21/Rm. 3526
统计科学及政策分管副主任	Ram Tiwari，哲学博士	301-796-4084	WO 21/Rm. 4672
管理人员	Zachary Mitchell	240-402-3194	WO 21/Rm. 4521
程序支持专家	Temitayo Lewis	301-796-0135	WO 21/Rm. 357

统计Ⅰ处（Division of Biometrics I，DBI）

处长	Hsien-Ming J. Hung，哲学博士	301-796-1092	WO 21/Rm. 4616
副处长	Kooros Mahjoob，哲学博士	301-796-1115	WO 21/Rm. 4614

统计Ⅱ处（Division of Biometrics II，DBII）

处长	Thomas Permutt，哲学博士	301-796-1271	WO 21/Rm. 3614
副处长	Ruthanna Davi，哲学博士	301-796-1198	WO 21/Rm. 3613

统计Ⅲ处（Division of Biometrics III，DBIII）

处长	Stephen Wilson，哲学博士	301-796-0579	WO 21/Rm. 3630
副处长	Mike Welch，哲学博士	301-796-1772	WO 21/Rm. 3628

统计Ⅳ处（Division of Biometrics IV，DBIV）

处长	Dionne Price，哲学博士	301-796-1274	WO 21/Rm. 3659
副处长	Daphne Ty Lin，哲学博士	301-796-1800	WO 21Rm. 3510

生物统计办公室（OFFICE OF BIOSTATISTICS，OB）			
统计V处（Division of Biometrics V，DBV）			
处长	Rajeshwari Sridara，哲学博士	301-796-1759	WO 21/Rm. 3512
副处长	Thomas Gwise, 哲学博士	301-796-6034	WO 21/Rm. 3546
统计VI处（Division of Biometrics VI，DBVI）			
Director	Yi Tsong，哲学博士	301-796-1013	WO 21/Rm. 4628
副处长	空缺		
统计VII处（Division of Biometrics VII，DBVII）			
处长	Aloka Chakravarty，哲学博士	301-796-1655	WO 21/Rm. 3514
副处长	Mark Levenson，哲学博士	301-796-2097	WO 21/Rm. 4626
统计VIII处（Division of Biometrics VIII，DBVIII）			
Director	Stella Grosser, 哲学博士（代理）	240-402-3868	WO 21/Rm. 4628
Deputy Director	Stella Grosser，哲学博士（代理）	240-402-3868	WO 21/Rm. 4628

临床药理办公室（OFFICE OF CLINICAL PHARMACOLOGY，OCP）			
主任	Issam Zineh，药学博士、公共卫生学硕士临床药理专家、胸科医师学会成员	301-796-4756	WO 51/Rm. 3178
主任特别助理	Karen Graves	301-796-5008	WO 51/Rm. 3177
副主任	Shiew-Mei Huang，哲学博士	301-796-1541	WO 51/Rm. 3188
基因组学分管副主任	空缺		
高级管理人员	Nicole Culley	301-796-7034	WO 21/Rm. 4521
临床药理I处（Division of Clinical Pharmacology I，DCPI）			
处长	Mehul Mehta，哲学博士	301-796-1573	WO 51/Rm. 2178
副处长	Ramana S. Uppoor	301-796-1619	WO 51/Rm. 2182

临床药理办公室（OFFICE OF CLINICAL PHARMACOLOGY，OCP）

临床药理 II 处（Division of Clinical Pharmacology II，DCPII）

| 处长 | Chandrahas Sahajwalla，哲学博士 | 301-796-1599 | WO 51/Rm. 4550 |
| 副处长 | Suresh Doddapaneni | 301-796-1526 | WO 51/Rm. 3136 |

临床药理 III 处（Division of Clinical Pharmacology III，DCPIII）

| 处长 | E. Dennis Bashaw，药学博士 | 301-796-1502 | WO 51/Rm. 3134 |
| 副处长 | Hae Young Ahn | 301-796-1494 | WO 51/Rm. 3132 |

临床药理 IV 处（Division of Clinical Pharmacology IV，DCPIV）

| 处长 | John A. Lazor，药学博士 | 301-796-1559 | WO 51/Rm. 2134 |
| 副处长 | Kellie Reynolds | 301-796-1594 | WO 51/Rm.2142 |

临床药理 V 处（Division of Clinical Pharmacology V，DCPV）

| 处长 | Nam Atiqur Rahman，哲学博士 | 301-796-1591 | WO 51/Rm. 2188 |
| 副处长 | Brian Booth | 301-796-1508 | WO 51/Rm. 2186 |

定量药理处（Division of Pharmacometrics，DPM）

| 处长 | Vikram Sinha，药学博士 | 240-402-3166 | WO 51/Rm. 3198 |
| 副处长 | Yaning Wang | 301-796-1624 | WO 51/Rm. 2106 |

应用监管科学处（Division of Applied Regulatory Science，DARS）

| 处长 | Thomas Colatsky，哲学博士 | 301-796-0078 | WO 64/Rm. 2072 |
| 副处长 | Vikram Patel，哲学博士 | 301-796-0121 | WO 64/Rm. 2026 |

计算科学办公室（Office of Computational Science，OCS）

| 主任 | Lilliam Rosario，哲学博士 | 301-796-8501 | WO 21/Rm. 4512 |
| 副主任 | 空缺 | | |

科研诚信和监督办公室（Office of Study Integrity and Surveillance，OSIS）

| 主任 | William H. Taylor，哲学博士，海军上校（CAPT）（代理） | 301-796-0671 | WO 51/Rm. 5342 |

计算科学办公室（Office of Computational Science，OCS）

副主任	空缺		

新药 BE 评价处（Division of New Drug Bioequivalence Evaluation，DNDBE）

处长	Charles Bonapace，哲学博士（代理）	301-796-1507	WO 51/Rm. 5228
副处长	空缺		

仿制药 BE 评价处（Division of Generic Drug Bioequivalence Evaluation，DGDBE）

处长	Sam Haider, 哲学博士（代理）	301-796-4777	WO 51/Rm. 5330
副处长	Sam Haider，哲学博士（代理）	301-796-4777	WO 51/Rm. 5330

监测及流行病学办公室（OFFICE OF SURVEILLANCE AND EPIDEMIOLOGY，OSE）

主任	Gerald Dal Pan，医学博士、卫生学硕士	301-796-2380	WO 22/Rm. 4304
执行助理	Barbara M. McCary	301-796-2000	WO 22/Rm. 4303
副主任	Robert "Bob" Ball，医学博士、公共卫生学硕士	240-402-0397	WO 22/Rm. 4300
公共卫生倡议副主任	Judy Staffa，哲学博士	301-796-2380	WO 22/Rm. 2404

法规科学协调小组（Regulatory Science Staff，RSS）

负责人	Amarilys Vega，医学博士	301-796-2380	WO22/Rm. 4312

监管事务协调小组（Regulatory Affairs Staff，RAS）

负责人	Maureen Melvin，理科硕士	301-796-2380	WO22/Rm. 4480

项目管理及分析小组（Program Management & Analysis Staff，PMAS）

负责人	Amy Garvin	301-796-3413	WO22/Rm. 4326

项目管理小组（Project Management Staff，PMS）

负责人	Jill Bourdage, 注册药师	301-796-2380	WO 22/Rm. 4478

医疗错误预防及风险管理办公室（Office of Medication Error Prevention and Risk Management，OMEPRM）			
主任	Claudia Manzo，药学博士	301-796-0182	WO 22/Rm. 2418
副主任	Lubna Merchant，药学博士（代理）	301-796-5162	WO 22/Rm. 4408
医疗错误预防分析处（Division of Medication Errors Prevention and Analysis，DMEPA）			
处长	Todd Bridges	301-796-2360	WO 22/Rm. 4416
副处长	Irene Chan，药学博士，海军中校（CDR）	301-796-2360	WO 22/Rm. 4420
风险管理处（Division of Risk Management，DRISK）			
处长	Cynthia LaCivita，药学博士	301-796-0307	WO 22/Rm. 2424
副处长	Jamie Wilkins-Parker（代理）	301-796-6113	WO 22/Rm. 2428

药物警戒及流行病学办公室（Office of Pharmacovigilance & Epidemiology，OPE）			
主任	Judith Zander，医学博士	301-796-2350	WO 22/Rm. 3474
副主任	Michael Blum，医学博士	301-796-2350	WO 22/Rm. 3478
流行病学 I 处（Division of Epidemiology I，DEPI）			
处长	Simone Pinheiro（代理）	301-796-2370	WO 22/Rm. 2472
副处长	空缺		
流行病学 II 处（Division of Epidemiology II，DEPII）			
处长	David Money, 注册药剂师，公共卫生学硕士，海军中校（CDR）	301-796-0507	WO 22/Rm. 2474
副处长	空缺		
药物使用分管副处长	Grace Chai，药学博士，海军少校（LCDR）	301-796-5115	WO 22/Rm. 2464
药物警戒 I 处（Division of Pharmacovigilance I，DPVI）			
处长	Cynthia Kortepeter，药学博士（代理）	301-796-1110	WO 22/Rm. 3418
副处长	Cynthia Kortepeter，药学博士	301-796-2350	WO 22/Rm. 3468

药物警戒及流行病学办公室（Office of Pharmacovigilance & Epidemiology，OPE）			
药物警戒Ⅱ处（Division of Pharmacovigilance II，DPVII）			
处长	Chris Jones，药学博士，海军中校（CDR）	301-796-1463	WO 22/Rm. 3464
副处长	Ida-Lina Diak，药学博士，海军中校（CDR）（代理）	301-796-1986	WO 22/Rm. 3412

战略规划办公室（OFFICE OF STRATEGIC PROGRAMS，OSP）			
主任	Theresa Mullin，哲学博士	301-796-3800	WO 51/Rm. 1178
副主任	Mary Ann Slack	301-796-0603	WO 51/Rm. 1188
执行助理	Angela Kwon	301-796-4957	WO51/Rm. 1175
行政管理小组（Administrative Management Team）			
高级管理官员	Christine Daley	301-796-5249	WO 51/Rm. 1184
首席管理官员	Kim Bibbs	301-796-1998	WO 22/Rm. 1104

规划及战略分析办公室（Office of Program & Strategic Analysis，OPSA）			
主任	Andy Kish	301-796-5215	WO51/Rm. 1142
副主任	Adam Kroetsch（代理）	301-796-3842	WO51/Rm. 1168
项目评估及执行小组（Program Evaluation & Implementation Staff，PEIS）			
负责人	Kim Taylor（代理）	240-402-5193	WO 51/Rm. 1152
经济小组（Economics Staff，ES）			
负责人	Andreas Schick	301-796-8741	WO 51/Rm. 1186
绩效分析及数据服务小组（Performance Analysis and Data Services Staff，PADSS）			
负责人	Reza Kasemi-Tabriz	301-796-3686	WO 51/Rm. 1182
精细化管理小组（Lean Management Staff，LMS）			
	Michael Rappel（代理）	301-796-37260	WO 51/Rm. 1128

商务信息办公室（Office of Business Informatics，OBI）

主任	Hilmar Hamann，哲学博士	301-796-0375	WO 22/Rm. 1124
副主任	Gregory Chin	240-402-0388	WO 22/Rm. 1102

监管审查、药品安全服务及对策处（Division of Regulatory Review and Drug Safety Services and Solutions，DRRDSSS）

处长	William Taylor	301-796-0628	WO 22/Rm. 1110

商务管理服务及对策处（Division of Business Management Services and Solutions，DBMSS）

处长	Atash Mehta（代理）	240-402-4190	WO 22/Rm. 1116

数据管理服务及对策处（Division of Data Management Services and Solutions，DDMSS）

处长	Chao（Ethan）Chen	301-796-7626	WO 22/Rm. 6130

药品质量、合规服务及对策处（Division of Drug Quality and Compliance Services and Solutions，DDQCSS）

处长	Johnathan Rapport	301-796-2893	WO 22/Rm. 1100

创新管理、建筑服务及对策处（Innovation Management and Architecture Services & Solutions，IMASS）

技术建筑师	Chao（Ethan）Chen	301-796-7626	WO 22/Rm. 6130

新药办公室（OFFICE OF NEW DRUGS，OND）

主任	Janet Woodcock，医学博士（代理）	301-796-0700	WO 22/Rm. 6304
执行助理	Victor Vail	301-796-3169	WO 22/Rm. 6305
副主任	Peter Stein，医学博士	301-796-0189	WO 22/Rm. 6306
副主任	Patrick Frey	301-796-3844	WO 22/RM. 6310

药理毒理小组（Pharmacology / Toxicology Staff，PTS）

副组长	Karen L. Davis Bruno，哲学博士	301-796-1199	WO 22/Rm. 6428

监管事务小组（Regulatory Affairs Team，RAT）

副组长	Beth Goldstein	301-796-0518	WO 22/Rm. 6300

新药办公室（OFFICE OF NEW DRUGS，OND）

学习和职业规划小组（Learning and Career Development Team，LCDT）

副组长	Susanne Walker	301-796-5229	WO 22/Rm. 6486

指导原则和政策小组（Guidance and Policy Team，GPT）

副组长	Sally Loewke，医学博士	301-796-0700	WO 22/Rm. 6424

安全政策及研究小组（Safety Policy and Research Team，SPRT）

副组长	Mwango Kashoki，医学博士	301-796-1238	WO 22/Rm. 6310

标签开发小组（Labeling Development Team）

副组长	Eric Brodsky，医学博士	301-796-0855	WO 22/Rm. 6485

临床结局评估小组（Clinical Outcomes Assessment Team）

副组长	Elektra Papadopoulos，医学博士	301-796-0967	WO 22/Rm. 6429

罕见病项目（Rare Diseases Program，RDP）

副组长	Jonathan Goldsmith，医学博士	240-402-9959	WO 22/Rm. 6480

治疗用生物制品及生物类似物小组（Therapeutic Biologics and Biosimilars Team，TBBT）

副组长	Leah Christl，哲学博士	301-796-0868	WO 22/Rm. 6426
副组长	Joseph Franklin，哲学博士,法学博士	301-796-8583	WO 22/Rm. 6300

项目管理及分析小组（Program Management & Analysis Staff，PMAS）

高级管理官员	Eldridge Coles	301-796-0141	WO 22/Rm. 6422

生物医学信息和监管审查科学（Biomedical Informatics and Regulatory Review Science，MIRRS）

	Vaishali Popat，医学博士、公共卫生学硕士	301-796-3915	WO 22/Rm. 5324

生物标记物开发及监管科学小组（Biomarker Development and Regulatory Science Team，BDRST）

	Christopher Leptak，医学博士、哲学博士	301-796-0017	WO 22/Rm. 6462

药物评价第 I 办公室（OFFICE OF DRUG EVALUATION I, ODEI）			
主任	Ellis Unger，医学博士	301-796-1157	WO 22/Rm. 4208
副主任	Robert Temple，医学博士（代理）	301-796-2270	WO 22/Rm. 4208
监管事务分管副主任	Colleen LoCicero	301-796-2270	WO 22/Rm. 4216
首席行政官	Donna Wade	301-796-4910	WO 22/Rm. 4204
心血管及肾脏病产品处（Division of Cardiovascular and Renal Products，DCRP）			
处长	Norman Stockbridge，医学博士、哲学博士	301-796-2240	WO 22/Rm. 4168
副处长	Stephen Grant，医学博士	301-796-2277	WO 22/Rm. 4170
安全性分管副处长	Mary Ross Southworth，医学博士	301-796-0539	WO 22/Rm. 4238
项目经理督察	Edward Fromm	301-796-2240	WO 22/Rm. 4162
神经系统产品处（Division of Neurology Products，DNP）			
处长	William Dunn，医学博士（代理）	301-796-2250	WO 22/Rm. 4338
副处长	Eric Bastings，医学博士	301-796-2250	WO 22/Rm. 4338
项目经理督察	Jacqueline Ware，注册药剂师	301-769-2250	WO 22/Rm. 4346
	Lois Freed，医学博士	301-796-1070	WO 22/Rm. 4370
精神病产品处（Division of Psychiatry Products，DPP）			
处长	Mitchell Mathis，医学博士	301-796-1705	WO 22/Rm. 4112
副处长	Tiffany Farchione，（代理）	301-796-7638	WO 22/Rm. 4110
安全性分管副处长	Victor Crentsil，医学博士	301-796-2260	WO 22/Rm. 4134
项目经理督察	Steven Hardeman，注册药剂师	301-796-1081	WO 22/Rm. 4390
	Paul David，注册药剂师	301-796-2260	WO 22/Rm. 4100

药物评价第 II 办公室（OFFICE OF DRUG EVALUATION II, ODEII）

主任	Curtis Rosebraugh，医学博士、公共卫生学硕士	301-796-2310	WO 22/Rm. 3214
副主任	Mary Parks，医学博士	301-796-2310	WO 22/Rm. 3210
项目专员	Velma Cunningham	301-796-2310	WO 22/Rm. 3221
行政事务官	Nicole Cooper	301-796-1169	WO 22/Rm. 3217
监管事务分管副主任	Sara Stradley	301-796-1298	WO 22/Rm. 3206
首席行政官	Thomas Cunningham	301-796-1196	WO 22/Rm. 3218

新陈代谢及内分泌产品处（Division of Metabolism and Endocrinology Products，DMEP）

处长	Jean Marc-Guettier，医学博士	301-796-2290	WO 22/Rm. 3362
副处长	James Smith，医学博士	301-796-1317	WO 22/Rm. 3372
安全性分管副处长	Jennifer Pippins，医学博士	301-796-5067	WO 22/Rm. 3319
首席项目管理员	Julie Marchick，公共卫生学硕士	301-796-1280	WO 22/Rm. 3350
	Pamela Lucarelli	301-796-3961	WO 22/Rm. 3364
行政事务官	Nicole Cooper	301-796-1193	WO 22/Rm. 3218

呼吸、过敏及风湿病产品处（Division of Pulmonary, Allergy and Rheumatology Products, DPARP）

处长	Badrul Chowdhury，医学博士、哲学博士	301-796-2300	WO 22/Rm. 3326
副处长	Lydia Gilbert-McClain，医学博士	301-796-1215	WO 22/Rm. 3330
安全性分管副处长	Sally Seymour，医学博士	301-796-1290	WO 22/Rm. 3208
首席项目管理员	Sandra L. Barnes	301-796-1174	WO 22/Rm. 3312
	Ladan Jafari	301-796-1231	WO 22/Rm. 3320
行政事务官	Nicole Cooper	301-796-1193	WO 22/Rm. 3218

药物评价第 Ⅱ 办公室（OFFICE OF DRUG EVALUATION Ⅱ, ODEⅡ）

麻醉、镇痛及药瘾产品处（Division of Anesthetics, Analgesia and Addiction Products, DAAAP）

处长	Sharon Hertz，医学博士（代理）	301-796-2280	WO 22/Rm. 3156
副处长	Rigoberto Roca，医学博士	301-796-2280	WO 22/Rm. 3152
副处长	Ellen Fields，医学博士	301-796-2280	WO 22/Rm. 3160
安全性分管副处长	Judith Racoosin，医学博士，公共卫生学硕士	301-796-2280	WO 22/Rm. 3158
首席项目管理员	Parinda Jani	301-796-1232	WO 22/Rm. 3166
	Matthew Sullivan	301-796-1245	WO 22/Rm. 3168
管理专员	Chanta（Mary）James	301-796-0178	WO 22/Rm. 3223

药物评价第 Ⅲ 办公室（OFFICE OF DRUG EVALUATION Ⅲ, ODEⅢ）

主任	Julie Beitz，医学博士	301-796-0848	WO 22/Rm. 5214
副主任	空缺		
监管事务分管副主任	Maria Walsh	301-796-1017	WO 22/Rm. 5206
监管科学家	Richard（Wes）Ishihara	301-796-0069	WO 22/Rm. 5208
管理人员	Antoinette Mason	301-796-0954	WO 22/Rm. 5218
首席行政官	Krista Yazdani	301-796-1029	WO 22/Rm. 5218

胃肠及先天性疾病产品处（Division of Gastroenterology and Inborn Errors Products，DGIEP）

处长	Donna Griebel, 医学博士	301-796-2120	WO 22/Rm. 5110
副处长	空缺		
安全性分管副处长	Joyce Korvick，医学博士	301-796-2120	WO 22/Rm. 5102
项目经理督察	Brian Strongin	301-796-2120	WO 22/Rm. 5116

骨骼、生殖及泌尿系产品处（Division of Bone Reproductive & Urologic Products，DBRUP）

处长	Hylton Joffe，医学博士	301-796-1954	WO 22/Rm. 5384

药物评价第Ⅲ办公室（OFFICE OF DRUG EVALUATION III，ODEIII）

副处长	Audrey Gassman，医学博士	301-796-0897	WO 22/Rm. 5386
安全性分管副处长	Christine Nguyen，医学博士	301-796-0960	WO 22/Rm. 5330
安全性法规项目经理	Meredith Alpert	301-796-1218	WO 22/Rm. 5333
项目经理督察	Margaret Kober	301-796-0934	WO 22/Rm. 5376
	Jennifer Mercier	301-796-0957	WO 22/Rm. 5390

皮肤及齿科产品处（Division of Dermatology and Dental Products，DDDP）

处长	Kendall Marcus，医学博士	301-796-0755	WO 22/Rm. 5202
副处长	Jill Lindstrom，医学博士	301-796-0944	WO 22/Rm. 5204
安全性分管副处长	Tatiana Oussova	301-796-1267	WO 22/Rm. 5164
项目经理督察	Barbara Jean Gould	301-796-4224	WO 22/Rm. 5166

57

药物评价第Ⅳ办公室（OFFICE OF DRUG EVALUATION IV，ODEIV）

主任	Charles J. Ganley，医学博士	301-796-0895	WO 22/Rm. 5306
副主任	Lesley-Anne Furlong，医学博士	301-796-0892	WO 22/Rm. 5300
副主任	Susan Johnson，药学博士、哲学博士	301-796-0925	WO 22/Rm. 5309
项目专员	空缺	301-796-0924	WO 22/Rm. 5301
监管事务分管副处长	Jagjit Grewal	301-796-0846	WO 22/Rm. 5305
首席行政官	Merla Rae Matheny	301-796-0955	WO 22/Rm. 5304

非处方药产品处（Division of Nonprescription Drug Products，DNDP）

处长	Theresa Michele，医学博士	301-796-1593	WO 22/Rm. 5484
副处长	Karen M. Mahoney，医学博士	301-796-1250	WO 22/Rm. 5486
安全性分管副处长	Valerie Pratt，医学博士	301-796-1050	WO 22/Rm. 5464

药物评价第Ⅳ办公室（OFFICE OF DRUG EVALUATION IV，ODEIV）

行政助理	Dalmas Robinson	301-796-0974	WO 22/Rm. 5479

医学影像产品处（Division of Medical Imaging Products，DMIP）

处长	Libero Marzella，医学博士	301-796-1414	WO 22/Rm. 5406
副处长	Alexander Gorovets，医学博士	301-796-0901	WO 22/Rm. 5460
行政助理	Christina Duarte	240-402-5338	WO 22/Rm. 5429
安全性分管副处长	Ira Krefting，医学博士	301-796-1135	WO 22/Rm. 5402
消费者安全官督察	Kyong Kang	301-796-1970	WO 22/Rm. 5410
行政事务官员	Nikisha Joyner	240-402-9741	WO 22/Rm. 5304

儿科及妇科医疗健康处（Division of Pediatrics and Maternal Health，DPMH）

处长	Lynne Yao，医学博士	301-796-2141	WO 22/Rm. 6406
副处长	John Alexander，医学博士（代理）	301-796-0665	WO 22/Rm. 6102
行政助理	Michael A. Smith	301-796-4222	WO 22/Rm. 6417

抗生素办公室（OFFICE OF ANTIMICROBIAL PRODUCTS，OAP）

主任	Edward M. Cox，医学博士，公共卫生学硕士	301-796-1300	WO 22/Rm. 6212
副主任	John J. Farley，医学博士，公共卫生学硕士	301-796-1300	WO 22/Rm. 6208
监管事务副分管主任	Katherine Schumann	301-796-1182	WO 22/Rm. 6242
医疗政策分管副主任	Barbara Styrt，医学博士，公共卫生学硕士	301-796-1300	WO 22/Rm. 6338
首席行政官	Dana Schuhly	301-796-0806	WO 22/Rm. 6216

抗感染产品处（Division of Anti-Infective Products，DAIP）

处长	Sumathi Nambiar，医学博士，公共卫生学硕士	301-796-0772	WO 22/Rm. 6236

抗生素办公室（OFFICE OF ANTIMICROBIAL PRODUCTS，OAP）			
副处长	Dmitri Iarikov, 医学博士（代理）	301-796-2292	WO 22/Rm. 6376
项目经理督察	Camen DeBellas	301-796-1203	WO 22/Rm. 6120
	Maureen Dillon-Parker	301-796-0706	WO 22/Rm. 6182
抗病毒产品处（Division of Anti-Viral Products，DAVP）			
处长	Debra B. Birnkrant，医学博士	301-796-0682	WO 22/Rm. 6332
副处长	Jeffrey Murray，医学博士，公共卫生学硕士	301-796-0770	WO 22/Rm. 6370
项目经理督察	Karen Winestock	301-796-0834	WO 22/Rm. 6324
	Elizabeth Thompson	301-796-0824	WO 22/Rm. 6362
移植和眼科产品处（Division Transplant and Ophthalmology Products，DTOP）			
处长	Renata Albrecht，医学博士	301-796-1600	WO 22/Rm. 6164
副处长	Wiley A. Chambers，医学博士	301-796-0690	WO 22/Rm. 6108
项目经理督察	Diana Willard	301-796-0833	WO 22/Rm. 6132
	Judit Milstein	301-796-0763	WO 22/Rm. 6180

血液及肿瘤产品办公室（OFFICE OF HEMATOLOGY AND ONCOLOGY PRODUCTS，OHOP）			
主任	Richard Pazdur，医学博士	301-796-2340	WO 22/Rm. 2212
副主任	Amy McKee，医学博士（代理）	301-796-3909	WO 22/Rm. 2249
监管信息专家	Bertha Mejia	301-796-2131	WO 22/Rm. 2221
首席行政官	Sabrina Hunter	301-796-2821	WO 22/Rm. 2241
管理和项目分析师	Stanley Allen	301-796-1169	WO 22/Rm. 2215
监管事务分管副主任	Tamy Kim，药学博士	301-796-1125	WO 22/Rm. 2206
肿瘤科学分管副主任	Greg Reaman，医学博士	301-796-0785	WO 22/Rm. 2202
监管科学家	Julie Schneider，哲学博士	240-402-4658	WO 22/Rm. 2110

血液及肿瘤产品办公室（OFFICE OF HEMATOLOGY AND ONCOLOGY PRODUCTS, OHOP）			
肿瘤产品 I 处（Division of Oncology Products I，DOPI）			
处长	Geoffrey Kim, 医学博士	301-796-1883	WO 22/Rm. 2137
副处长	Amna Ibrahim，医学博士	301-796-1374	WO 22/Rm. 2106
行政官	Jesse Jackson	240-402-4158	WO22/Rm. 2219
项目专员	Dolores Bowen	240-402-3198	WO22/Rm. 2125
消费者安全官督察	Christy Cottrell	301-796-4256	WO 22/Rm. 2122
	Alice Kacuba	301-796-1381	WO 22/Rm. 2104
血液病产品处（Division of Hematology Products，DHP）			
处长	Ann T. Farrell，医学博士	301-796-7550	WO 22/Rm. 2114
副处长	Edvardas Kaminskas，医学博士	301-796-1383	WO 22/Rm. 2372
行政官	Alexander Levillain	240-402-5646	WO 22/Rm. 2213
消费者安全官督察	Theresa Carioti	301-796-2848	WO 22/Rm. 2317
	Amy Baird	301-796-4969	WO 22/Rm. 2329
肿瘤产品 II 处（Division of Oncology Products II，DOPII）			
处长	Patricia Keegan, 医学博士	301-796-1387	WO 22/Rm. 2328
副处长	Joseph Gootenberg，医学博士	301-796-1362	WO 22/Rm. 2324
行政官	John Brown	301-796-2956	WO 22/Rm. 2215
消费者安全官督察	Melanie Pierce	301-796-1273	WO 22/Rm. 2340
	Monica Hughes	301-796-9225	WO 22/Rm. 2306
血液及肿瘤产品毒理处（Division of Hematology Oncology Toxicology Products，DHOT）			
处长	John Leighton，哲学博士	301-796-1398	WO 22/Rm. 2204
副处长	Haleh Saber	301-796-1410	WO 22/Rm. 2117
管理和项目分析师	Stanley Allen	301-796-1169	WO 22/Rm. 2215

仿制药办公室（OFFICE OF GENERIC DRUGS, OGD）			
主任	Kathleen（Cook）Uhl，医学博士	240-402-7921	WO75/Rm. 1692
副主任	John Peters，医学博士	240-402-3876	WO75/Rm. 1690
行政助理	Christine James	240-402-7919	WO75/Rm. 1695
临床安全监查小组（Clinical Safety Surveillance Staff, CSSS）			
负责人	空缺		
项目管理及分析小组（Program Management and Analysis Staff, PMAS）			
负责人	Carla Jones, 理科硕士	301-796-7072	WO75/Rm. 1653
沟通小组（Communications Staff, CS）			
负责人	Michael Ahmadi，公共卫生学硕士，海军中校（CDR）（代理）	240-402-4052	WO75/Rm. 4688
监管事务小组（Regulatory Affairs Team, RAT）			
副主任督察	Mary J. Dempsey,（代理）	240-402-7926	WO75/Rm. 1708

研究及标准办公室（OFFICE OF RESEARCH AND STANDARDS, ORS）			
主任	Robert A. Lionberger，哲学博士	240-402-7957	WO75/Rm. 4722
副主任	Wenlei Jiang，哲学博士,（代理）	240-402-7963	WO75/Rm. 4724
治疗性能处（Division of Therapeutic Performance, DTP）			
处长	Larissa Lapteva, 医学博士,（代理）	301-796-2304	WO75/Rm. 4732
副处长	空缺		
定量方法及建模处（Division of Quantitative Methods and Modeling, DQMM）			
处长	Liang Zhao, 哲学博士	240-402-4468	WO75/Rm. 4606
副处长	空缺		

生物等效性办公室（OFFICE OF BIOEQUIVALENCE, OB）			
主任	Dale Conner，药学博士，（代理）	240-402-3914	WO75/Rm. 2718
副主任	Trueman Sharp，医学博士（代理）	301-796-8191	WO75/Rm. 2720
生物等效性 I 处（Division of Bioequivalence I，DBI）			
处长	Bing Li，哲学博士（代理）	240-402-3916	WO75/Rm. 2674
副处长	Utpal Munshi，哲学博士（代理）	240-402-3918	WO75/Rm. 2682
生物等效性 II 处（Division of Bioequivalence II，DB II）			
处长	Ethan Stier，哲学博士	240-402-3962	WO75/Rm. 2714
副处长	Xiaojian Jiang，哲学博士	240-402-3964	WO75/Rm. 2728
生物等效性III处（Division of Bioequivalence III，DB III）			
处长	Nilufer Tampal，哲学博士（代理）	240-402-3915	WO75/ Rm. 2688
副处长	April Braddy，哲学博士（代理）	240-402-3917	WO75/Rm. 2702
临床评价处（Division of Clinical Review）			
处长	Lesley-Anne Furlong，医学博士（代理）	301-796-0892	WO75/Rm. 2646
副处长	Daiva Shetty，医学博士（代理）	240-402-3866	WO75/Rm. 2506

仿制药政策办公室（OFFICE OF GENERIC DRUG POLICY，OGDP）			
主任	Keith Flanagan，法学博士	240-402-7928	WO75/Rm. 1720
副主任	Maryll Toufanian（代理）	240-402-7944	WO75/Rm. 1716
法务支持处（Division of Legal & Regulatory Support，DLRS）			
处长	Maryll Toufanian，法学博士	240-402-7944	WO75/Rm. 1716
副处长	Martin Shimer，注册药剂师，海军上校（CAPT）	240-402-8783	WO75/Rm. 1678
政策开发处（Division of Policy Development，DPD）			
处长	Martha Nguyen，法学博士	301-796-3471	WO75/Rm. 1676
副处长	Maarika Kimbrell（代理）	240-402-5924	WO75/Rm. 1674

监管业务办公室（OFFICE OF REGULATORY OPERATIONS，ORO）

主任	Edward（Ted）Sherwood（代理）	301-796-1605	WO75/Rm. 3720
副主任	Carol Holquist，注册药剂师（代理），陆军上尉	301-796-0171	WO75/Rm. 3722

标签审查处（Division of Labeling Review，DLR）

处长	Chi Ann（Ruby）Wu，药学博士，海军上校（CAPT）（代理）	240-402-8831	WO75/Rm. 3654
副处长	Lillie Golson，药学博士，海军上校（CAPT）（代理）	240-402-8638	WO75/Rm. 3662

立卷审查处（Division of Filing Review，DFR）

处长	Johnny Young，文学硕士（代理）	240-402-8839	WO75/Rm. 3640
副处长	空缺		

项目管理处（Divison of Project Management，DPM）

处长	Denise Toyer McKan，药学博士	240-402-9016	WO75/Rm. 3694
副处长	Aaron Sigler，药学博士，海军上校（CAPT）	240-402-8786	WO75/Rm. 3682

质量管理体系处（Division of Quality Management Systems，DQMS）

处长	Lucie Yang，医学博士	301-796-5112	WO75/Rm. 4708
副处长	空缺		

药品质量办公室（OFFICE OF PHARMACEUTICAL QUALITY，OPQ）

主任	Michael Kopcha，哲学博士，注册药剂师	301-796-5400	WO 51/Rm. 6133
副主任	Lawrence Yu，哲学博士	240-402-3116	WO 51/Rm. 4184

项目管理和分析小组（Program Management and Analysis Staff，PMAS）

负责人	Candee Chadwick	301-796-1511	WO 51/Rm. 4188

生物技术产品办公室（OFFICE OF BIOTECHNOLOGY PRODUCTS，OBP）			
主任	Steven Kozlowski，医学博士	301-796-2390	WO 71/Rm. 2230
副主任	Jeffrey Baker，哲学博士	301-796-5356	WO 71/Rm. 2236
生物技术审查及研究 I 处（Division of Biotechnology Review and Research I，DBRRI）			
处长	Kathleen Clouse-Strebel，哲学博士	240-402-9446	WO 71/Rm. 2240
生物技术审查及研究 II 处（Division of Biotechnology Review and Research II，DBRRII）			
处长	David Frucht，医学博士（代理）	240-402-9533	WO 52-72/Rm. 2302
生物技术审查及研究 III 处（Division of Biotechnology Review and Research III，DBRRIII）			
处长	Amy Rosenberg，医学博士	240-402-9789	WO 71/Rm. 2238
生物技术审查及研究 IV 处（Division of Biotechnology Review and Research IV，DBRRIV）			
处长	Gibbes Johnson，哲学博士（代理）	240-402-9611	WO 52-72/Rm. 2218

新药产品办公室（OFFICE OF NEW DRUG PRODUCTS，ONDP）			
主任	Sarah Pope Miksinski，哲学博士	301-796-1436	WO 75/Rm. 6414
副主任	M. Scott Furness，哲学博士	301-796-0180	WO 75/Rm. 6510
API 生命周期处（Division of Life Cycle API，DLCAPI）			
处长	David Skanchy	240-402-8789	WO 75/Rm. 6722
新药 API 处（Division of New Drug API,DNDAPI）			
处长	Ali Al Hakim，哲学博士 .	301-796-0202	WO 21/Rm. 2524
新药产品 I 处（Division of New Drug Products I，DNDPI）			
处长	Thomas Oliver，哲学博士	301-796-1728	WO 21/Rm.1602
新药产品 II 处（Division of New Drug Products II，DNDPII）			
处长	Eric Duffy，哲学博士	301-796-1666	WO 21/Rm. 2614
生物药剂学处（Division of Biopharmaceutics，DB）			
处长	Paul Seo	301-796-4874	WO 21/Rm. 1628

药品质量政策办公室（OFFICE OF POLICY FOR PHARMACEUTICAL QUALITY，OPPQ）			
主任	Ashley Boam, 工程学学, 生物医学工程硕士	301-796-6341	WO 51/Rm. 4192
副主任	Brian Hasselbalch, 理学士（代理）	301-796-3279	WO 51/Rm. 4364
法规、指南和标准处（Division of Regulations，Guidance and Standards，DRGS）			
处长	Grace McNally	301-796-3286	WO 51/Rm. 4374
内部政策及程序处（Division of Internal Policies and Programs，DIPP）			
处长	Laurie Graham, 理学士, 理科硕士	301-796-5216	WO 51/Rm. 4234

生产制造及设备办公室（OFFICE OF PROCESS AND FACILITIES，OPF）			
主任	Robert Iser（代理）	301-796-1518	WO51/Rm. 2272
副主任	J. David Doleski（代理）	301-796-2627	WO51/Rm. 2270
生产过程评价 I 处（Division of Process Assessment I，DPAI）			
处长	Rapti Madurawe（代理）	301-796-1408	WO51/Rm. 2278
生产过程评价 II 处（Division of Process Assessment II，DPAII）			
处长	Sharmista Chatterjee（代理）	301-796-2252	WO51/Rm. 4324
生产过程评价 III 处（Division of Process Assessment III，DPAIII）			
处长	Naiqi Ya	240-402-9121	WO51/Rm. 2276
微生物评价处（Division of Microbiology Assessment，DMA）			
处长	Lynne Ensor（代理）	240-402-8627	WO22/Rm. 5112
检查评估出（Division of Inspectional Assessment，DIA）			
处长	Mahesh Ramanadham 海军少校（LCDR）（代理）	301-796-3272	WO51/Rm. 4238

督察办公室（OFFICE OF SURVEILLANCE，OS）			
主任	Sarah Pope-Miksinski（代理）	301-796-1436	WO51/Rm. 4134
副主任	Neil Stiber（代理）	301-796-8944	WO51/Rm. 4128

督察办公室（OFFICE OF SURVEILLANCE, OS）

质量情报、风险分析及建模处（Division of Quality Intelligence, Risk Analysis and Modeling, DQIRAM）

处长	Jennifer Maguire（代理）	240-402-4817	WO51/Rm. 2208

质量监督评价处（Division of Quality Surveillance Assessment, DQSA）

处长	Teddi Lopez	301-796-3255	WO51/Rm. 3244

检验及研究办公室（OFFICE OF TESTING AND RESEARCH, OTR）

主任	Lucinda Buhse，哲学博士	240-402-4595	WO22/Rm. 2130
副主任	Larry（Sau）Lee，哲学博士,（代理）	301-796-2905	WO22/Rm. 2128

产品质量研究处（Division of Product Quality Research, DPQR）

处长	Celia Cruz，哲学博士（代理）	301-796-2143	WO64/Rm. 1070

药物分析处（Division of Pharmaceutical Analysis, DPA）

处长	John Kauffman，哲学博士（代理）	314-539-2168	St. Louis Mo.

计划及监管业务办公室（OFFICE OF PROGRAM AND REGULATORY OPERATIONS, OPRO）

主任	Giuseppe Randazzo	301-796-3277	WO75/Rm. 4514
副主任	Michael Smedley	301-796-3273	WO75/Rm. 4516

监管及商务过程管理Ⅰ处（Division of Regulatory and Business Process Management Ⅰ, DRBPMⅠ）

处长	Tanya Clayton（代理）	301-796-0871	WO75/Rm. 4506

监管及商务过程管理Ⅱ处（Division of Regulatory and Business Process Management Ⅱ, DRBPMⅡ）

处长	Robert Gaines	240-402-4799	WO75/Rm. 4526

卓越业务、学习和职业发展处（Division of Operational Excellence, Learning and Professional Development, DOELPD）

处长	Lloyd Ballou,（代理）	240-402-9016	WO75/Rm. 3678

药品生命周期办公室（OFFICE OF LIFECYCLE DRUG PRODUCTS, OLDP）			
主任	Susan Rosencrance，哲学博士，（代理）	240-402-9068	WO 75/Rm. 5514
副主任	Glen Smith，哲学博士，（代理）	240-402-9092	WO 51/Rm. 5722
速释制剂Ⅰ处（Division of Immediate Release Products I, DIRPI）			
处长	Vilayat Sayeed，哲学博士	240-402-9077	WO 75/Rm. 5518
速释制剂Ⅱ处（Division of Immediate Release Products II, DIRPII）			
Director	Peter Capella 哲学博士，（代理）	240-402-8905	WO 75/Rm. 5724
缓控释制剂处（Division of Modified Release Products, DMRP）			
处长	Bhagwant Rege，哲学博士，（代理）	240-402-9064	WO 75/Rm. 5670
液体制剂处（Division of Liquid-Based Products, DLBP）			
处长	Bing Cai，哲学博士（代理）	240-402-8902	WO 75/Rm. 5716
上市后活动Ⅰ处（Division of Post-Marketing Activities I, DPMAI）			
处长	Hasmukh Patel，哲学博士（代理）	301-796-1432	WO 21/Rm. 2616
上市后活动Ⅱ处（Division of Post-Marketing Activities II, DPMAII）			
处长	Paul Schwartz，（代理）	240-402-8776	WO 75/Rm. 6682

（二）CBER

CBER 是 FDA 内负责根据相应联邦法律规定监管人用生物制品中心，相关法律包括《公共卫生服务法案》和《联邦食品药品和化妆品法案》。CBER 通过确保提供给需求对象的生物制品的安全性和有效性，来保障和促进公共卫生。CBER 也向公众提供相关信息，以增进对生物制品的安全和恰当使用。

CBER 主要员工名录

中心主任办公室				
主任	Karen Midthun，医学博士	WO-71	7232	240-402-8000 传真 301-595-1310
副主任	Peter W. Marks，医学博士、哲学博士	WO-71	7230	240-402-8000 传真 301-595-1310
特别助理	Anne E. Wilcox	WO-71	7234	240-402-8183 传真 301-595-1310
新兴及流行病威胁应对资深科学家	David S. Cho，哲学博士	WO-71	7246	240-402-8036 传真 301-595-1310
特别助理	GopaRaychaudhuri	WO-71	7250	240-402-8147
医学副主任	Barbara D. Buch，医学博士	WO-71	7224	240-402-8000 传真 301-595-1310
质量保证副主任	Sheryl L. Lard-Whiteford，哲学博士	WO-71	7240	240-402-7912 传真 301-595-1310
政策副主任	Diane Maloney，法学博士	WO-71	7242	240-402-8113 传真 301-595-1310
研究副主任	Carolyn A. Wilson，哲学博士	WO-71	6316	240-402-6705
审查管理副主任	Christopher C. Joneckis，哲学博士（代理）	WO-71	7334	240-402-7910 传真 301-595-1310
化学、生产与控制高级顾问	Christopher C. Joneckis，哲学博士	WO-71	7334	240-402-7910 传真 301-595-1310
国际事务高级顾问	Joan Wilmarth Blair	WO-71	7226	240-402-8022 传真 301-595-1310
反恐／医学对策高级顾问	Cynthia L. Kelley，理学硕士	WO-71	7204	240-402-8089 传真 301-595-1310
执行操作人员	Anne E. Wilcox	WO-71	7234	240-402-8183 传真 301-595-1310
文档控制中心	Jules M. Meisler	WO-71	G102	240-402-8384 传真 301-594-0149

生物统计与流行病学办公室

主任	Steven A. Anderson，哲学博士，公共政策专业硕士	WO-71	1220	240-402-8577
副主任	David Martin，医学博士（代理）	WO-71	1224	240-402-8710
风险评估副主任	Mark O. Walderhaug，哲学博士	WO-71	1059	240-402-8812
研究副主任	Richard A. Forshee，哲学博士	WO-71	1226	240-402-8631
政策副主任	Jawahar Tiwari，哲学博士	WO-71	1234	240-402-8804
生物统计部	Estelle Russek-Cohen，哲学博士（代理）	WO-71	1228	240-402-8771
疫苗评价处	A. Dale Horne，哲学博士	WO-71	1246	240-402-8653
疗法评价处	Boguang Zhen，哲学博士	WO-71	1240	240-402-8844
流行病学部	David Martin，医学博士	WO-71	1224	240-402-8710
部门副主任	Craig Zinderman，医学博士（代理）	WO-71	1325	240-402-8845
药物警戒处	Christopher Jankosky，医学博士	WO-71	1310	240-402-8664
分析流行病学处	Wei Hua，医学博士，理学硕士，卫生科学硕士、哲学博士（代理）	WO-71	1306	240-402-8658

通讯、外联与开发办公室

主任	Lorrie H. McNeill	WO-71	4120	240-402-7800
副主任	Joanne C. Binkley	WO-71	3120	240-402-7800
生产商协助与培训部	Donna L. Lipscomb	WO-71	1008	240-402-7800
职业发展与定向培训处	Eris Mackey	WO-71	4128	240-402-7800
生产商协助与技术培训处	Faye Vigue	WO-71	3128	240-402-7800
披露与监管部	Susan C. Frantz-Bohn	WO-71	3126	240-402-7800
会议与监管处	Matthew D. Lyons	WO-71	4116	240-402-7800
访问权诉讼与信息自由处	Beth Brockner-Ryan	WO-71	1114	240-402-7800
通讯与消费者事务部	Diane Bartell	WO-71	4130	240-402-7800
通讯技术处	Francis Orphe	WO-71	1113	240-402-7800
消费者事务处	Walter Gardner	WO-71	3004	240-402-7800

管理办公室				
主任	James M. Sigg	WO-71	6234	240-402-7990
副主任	Deirdre P. Hussey	WO-71	6230	240-402-7990
特别助理	Ann M. Jenkins	WO-71	6232	240-402-7990
监管信息管理专员	Jeffrey M. Anderson	WO-71	6104	240-402-8004
规划与绩效管理专员	Mary Pat Leary	WO-71	6242	240-402-8099
项目服务部	Stephanie Hawk	WO-71	6306	301-796-4113
安全性助理主任	Tanya Pittas	WO-71	6310	240-402-9093
项目运营处	Dawn White	WO-71	6308	240-402-3184
项目服务处	Jason P. Rubino	WO-71	6304	301-796-1948
预算与资源管理部	Martie Louviere	WO-71	6260	240-402-8108
资源管理处	Connie Giganti	WO-71	6262	240-402-8063
预算分析与规划处	Angela Moy	WO-71	6258	240-402-8127
科学顾问与咨询部	PrabhakaraAtreya	WO-71	6216	240-402-8006

血液研究与审查办公室				
主任	Jay S. Epstein，医学博士	WO-71	4230	240-402-8280
副主任	Ginette Y. Michaud，医学博士	WO-71	4234	240-402-8331
医学事务副主任	Basil Golding，医学博士（代理）	WO-71	4056	240-402-8300
科学事务高级顾问	Mark J. Weinstein，哲学博士	WO-71	4229	240-402-8365
法规事务副主任	Alan E. Williams，哲学博士	WO-71	4250	240-402-8448
研究副主任	Chintamani D. Atreya，哲学博士	WO-71	4236	240-402-8009
政策与通讯副主任	Jennifer B. Scharpf，公共卫生学硕士	WO-71	4248	240-402-8437
质量保证助理副主任	Joseph Giglio	WO-71	4220	240-402-8295

血液研究与审查办公室

法律顾问	Martin Ruta，哲学博士	WO-71	4238	240-402-8435
主任特别助理	Jacqueline Little，哲学博士	WO-71	4237	240-402-8416
行政人员	Michelle Salvetti	WO-71	4218	240-402-8436
监管项目管理专员	Iliana Valencia，理学硕士	WO-71	4252	240-402-8444
新兴和输血传播疾病部 -IOD	Hira L. Nakhasi，哲学博士	WO-71	4266	240-402-8209
副主任	（空缺）	—	—	—
医学事务和政策副主任	（空缺）	—	—	—
监管政策副主任	SayahNedjar，哲学博士	WO-71	4262	240-402-8334
产品审查处	PradipAkolkar，哲学博士	WO-71	4334	240-402-8247
细菌与可传染海绵状脑病物质实验室	David Asher，医学博士	WO-52/72	4332	240-402-9367
分子病毒学实验室	Indira K. Hewlett，哲学博士	WO-52/72	4308	240-402-9587
新兴病原体实验室	Sanjai Kumar	WO-52/72	5304	240-402-9652
血液学临床审查部	Paul D. Mintz，医学博士	WO-71	4044	240-402-8332
副主任	Howard Chazin，医学博士	WO-71	4040	240-402-8271
血液产品审查处	（空缺）	—	—	—
临床审查处	Nisha Jain，医学博士	WO-71	4054	240-402-8408
血液学研究与审查部	Basil Golding，医学博士	WO-71	4056	240-402-8300
副主任	Mahmood Farshid，哲学博士	WO-71	4050	240-402-8400
细胞血液学实验室	Jaroslav G. Vostal，医学博士、哲学博士	WO-52/72	4212	240-402-8222
止血法实验室	Timothy K. Lee，哲学博士（代理）	WO-71	4028	240-402-8415
血浆衍生物实验室	Dorothy E. Scott，医学博士	WO-52/72	4214	240-402-8236

血液研究与审查办公室				
生物化学与血管生物学实验室	Abdu Alayash，哲学博士	WO-52/72	4106	240-402-9350
血液成分与设备部	Richard J. Davey，医学博士	WO-71	4068	240-402-8103
副主任	OriejiIlloh，医学博士	WO-71	4074	240-402-8457
血液与血浆处	（空缺）	—	—	—
设备审查处	Teresita C. Mercado	WO-71	4072	240-402-8420

疫苗研究与审查办公室				
主任	Marion F. Gruber，哲学博士	WO-71	3230	301-796-1856
副主任	Phillip R. Krause，医学博士	WO-71	3234	301-796-1862
研究副主任	Konstantin Chumakov，哲学博士	WO-52/72	1128	240-402-9440
科学事务副主任	Erik A. Henchal，哲学博士	WO-71	3242	301-796-1853
监管政策副主任	Theresa M. Finn，哲学博士	WO-71	3236	301-796-1859
医学政策与疫苗安全副主任	Karen Farizo，医学博士	WO-71	3238	301-796-1448
通讯特别助理	Maureen A. Hess，公共卫生学硕士	WO-71	3240	301-796-1866
特别助理	Linda H. Shone	WO-71	3226	301-796-1864
病毒产品部	Jerry P. Weir，哲学博士	WO-52/72	1306	240-402-7473 传真 301-595-1070
副主任	Robin Levis，哲学博士	WO-52/72	1208	240-402-9665
肝炎病毒实验室	Marian Major	WO-52/72	1210	240-402-9720
媒介传播性疾病实验室	Lewis J. Markoff，医学博士	WO-52/72	5336	240-402-9725
逆转录病毒实验室	Hana Golding，哲学博士	WO-71	4056	240-402-8300
DNA 病毒实验室	Keith Peden，哲学博士	WO-52/72	1220	240-402-7312

疫苗研究与审查办公室				
小儿及呼吸道病毒性疾病实验室	Jerry P. Weir，哲学博士（代理）	WO-52/72	1306	240-402-7473
方法建立实验室	Steven Rubin，哲学博士	WO-52/72	1118	240-402-7357
免疫调节实验室	Ira J. Berkower，医学博士，哲学博士	WO52/72	1212	240-402-9393
细菌、寄生虫及过敏产品部	Jay E. Slater，医学博士	WO-52/72	3336	240-402-7396 传真 301-595-1125
副主任	Drusilla Burns，哲学博士	WO-52/72	3334	240-402-9414
免疫生物化学实验室	Ronald L. Rabin，医学博士	WO-52/72	3332	240-402-7333
细菌多糖实验室	Willie F. Vann，哲学博士	WO-52/72	G317	240-402-7438
分枝杆菌病与细胞免疫实验室	Sheldon L. Morris，哲学博士	WO-52/72	5324	240-402-9765
呼吸道与特殊病原体实验室	Michael Schmitt，哲学博士	WO-52/72	3320	240-402-7366
肠道与性传播疾病实验室	Earl Stibitz，哲学博士	WO-52/72	3304	240-402-7401
疫苗与相关产品应用部	Wellington Sun，医学博士	WO-71	3056	301-796-2640 传真 301-827-3532
副主任	Loris D. McVittie，哲学博士	WO-71	3266	301-796-2640
CMC 审查 第 1 处	Paul G. Richman，哲学博士	WO-71	3254	301-796-2640
CMC 审查 第 2 处	Rakesh Pandey，哲学博士	WO-71	3248	301-796-2640
CMC 审查 第 3 处	Elizabeth M. Sutkowski，哲学博士	WO-71	3050	301-796-2640
临床审查 第 1 处	Jeffrey Roberts，医学博士（代理）	WO-71	3304	301-796-2640

疫苗研究与审查办公室

临床审查 第 2 处	Andrea Hulse（James）	WO-71	3308	301-796-2640
审查管理支持处	Laraine S. Henchal	WO-71	3264	301-796-2640

合规与生物制品质量办公室

主任	Mary Anne Malarkey	WO-71	5030	240-402-9008
副主任	Mark Schwartz，法学博士	WO-71	5028	240-402-9078
主任特别助理	Thomas J. Adams	WO-71	5044	240-402-8873
运营特别助理	Kerry Brendel	WO-71	5022	240-402-8897
政策副主任	Anita F. Richardson	WO-71	5038	240-402-9065
监管政策副主任	Diane Alexander	WO-71	5042	240-402-8877
生产科学副主任	Edward Patten	WO-71	5027	240-402-9049
安全与通讯副主任	Jean Makie	WO-71	5040	240-402-9007
生物信息学副主任	Sujay Pandey，哲学博士	WO-71	5050	240-402-9043
进口与产品可及性特别助理	Joseph P. Manik	WO-71	5046	240-402-9010
生产与政策特别助理	Linda E. Silvers，兽医学博士，公共卫生学硕士	WO-71	5048	240-402-9089
个案管理部	Robert A. Sausville	WO-71	5004	240-402-9076
广告与促销标签处	Lisa Stockbridge	WO-71	5056	240-402-9115
生物药物与设备合规处	Maria Anderson	WO-71	5072	240-402-8883
血液与组织合规处	Stephany J. Wesley	WO-71	5068	240-402-9115
视察与监察部	Gilliam B. Conley	WO-71	5118	240-402-8914
生物研究监测处	Patricia A. Holobaugh	WO-71	5133	240-402-8906
项目监督处	Lillian Ortega（代理）	WO-71	5128	240-402-9041

合规与生物制品质量办公室				
生产与产品质量部	John A. Eltermann, Jr, 药学博士, 理学硕士	WO-71	6038	240-402-9508 传真 301-595-1306
副主任	Laurie P. Norwood	WO-71	6046	240-402-9778
产品发布处	Joseph Quander, III	WO-75	G706	240-402-7332
生产审查第 1 处	Carolyn A. Renshaw	WO-71	6042	240-402-7343
生产审查第 2 处	Marion Michaelis	WO-71	6060	240-402-9748
应用审查处	James Crim	WO-71	6004	240-402-9458
产品质量部	William M. McCormick, 哲学博士	WO-71	6068	240-402-9735 传真 301-595-1312
副主任	（空缺）			
分析化学与血液相关产品实验室	Lokesh Bhattacharyya	WO-75	G702	240-402-9399
质量保证处	Suzanne Carter	WO-75	G646	240-402-9420
微生物学、体内测试与标准实验室	James Kenney	WO-75	G704	240-402-9629

细胞、组织与基因疗法办公室				
主任	Celia M. Witten, 哲学博士, 医学博士	WO-71	5230	240-402-8190 传真 301-595-1303
副主任	Stephanie L. Simek, 哲学博士	WO-71	5234	240-402-8352
监督管理专员	Patrick S. Riggins, 哲学博士	WO-71	5236	240-402-8346
研究副主任	Suzanne L. Epstein, 哲学博士	WO-52/72	3110	240-402-9510
政策副主任	Richard D. McFarland, 医学博士、哲学博士	WO-71	5226	240-402-8330

细胞、组织与基因疗法办公室				
政策（新法规）副主任	Rachael Strong-Anatol，哲学博士	WO-71	5242	240-402-8249
信息管理副主任	Theodore R. Stevens，理学硕士	WO-71	5074	240-402-8357
细胞与基因疗法部	Raj K. Puri，医学博士，哲学博士	WO-71	5342	240-402-9171
副主任	Kimberly A. Benton，哲学博士	WO-71	5324	240-402-8258
细胞疗法处	Steven Oh，哲学博士	WO-71	5314	240-402-8337
基因疗法处	Denise Gavin	WO-71	5328	240-402-8291
基因转移与免疫原性处	Andrew Byrnes，哲学博士	WO-52/72	3118	240-402-9417
肿瘤疫苗与生物技术处	Raj K. Puri，医学博士，哲学博士（代理）	WO-71	5342	240-402-9171
细胞与组织疗法处	Steven R. Bauer，哲学博士	WO-52/72	3208	240-402-9385
临床评价与药理/毒理部	Wilson W. Bryan，医学博士	WO-71	5208	240-402-8266 传真 240-402-1303
一般药物处	Ilan Irony，医学博士	WO-71	5260	240-402-8312
肿瘤学处	Ke Liu，医学博士	WO-71	5262	240-402-8325
人体组织部	Ellen F. Lazarus，医学博士	WO-71	5264	240-402-8319
人体组织与生殖处	Ellen F. Lazarus，医学博士（代理）	WO-71	5264	240-402-8319

第八部分　药品审评与研究中心的岗位与职责

CDER 人员主要为正式人员和临时人员（Contractor/Fellow/Student/Intern）组成。2014 年 CDER 工作人员 3792 名，其中非军人 3362 名、军人 430 名；2015 年 CDER 工作人员预计可达有 4523 名，其中非军人 4083 名、军人 440 名。截止到美国东部时间 2015 年 8 月 2 日，CDER 已有工作人员 5269 人，其中正式人员有 4304 人，临时人员有 965 人。临时人员主要包括有协助 CDER 开展研究工作的学者（Fellow）、实习生和部分外包工种的合同工，如 IT 技术、网站维护、电视电话会议技术支持、餐厅和保洁等。以下数据根据 FDA 2015 年公开的有效个人电子邮件地址信息进行统计，包括有 CDER 正式工作人员、学者、学生和外包合同人员，但餐厅和保洁人员不在该数据里。

（一）中心主任办公室

中心主任办公室（OCD）现有工作人员 98 人（含临时人员 10 人），其中"药品管制协调小组"（Controlled Substance Staff, CSS）有 19 人（含临时人员 5 人）、"药品短缺协调小组"（Drug Shortage Staff, DSS）13 人、"利益相关方协调小组"（Professional Affairs and Stakeholder Engagement Staff, PASES）17 人（含临时人员 1 人）、"反恐及应急协调小组"（Counter-Terrorism and Emergency Coordination Staff, CTECS）20 人（含临时人员 1 人），其他工作人员 28 人（含临时人员 3 人）。该部门管理人员有 15 人，专业人员

21人，信息技术支持人员9人，行政人员53人。

中心主任办公室（OCD）的职责：领导并全面指导整个中心工作，以保证中心任务能被实现。下辖"主任直属办公室"（Immediate Officeof the Director）、"药品管制协调小组"（Controlled Substance Staff，CSS）、"药品安全监督委员会"（Drug Safety Oversight Board，DSB）、"利益相关方协调小组"（Professional Affairs and Stakeholder Engagement，PASE）、"药品短缺协调小组"（Drug Shortage Staff，DSS）。

1. 中心主任直属办公室

2. 药品管制协调小组

职责：通过科学评估药品的潜在滥用和依赖性以及基于科学的政策建议以支持 CDER 公共卫生使命。

3. 药品安全监督委员会

职责：DSB 成立于2005年，它是作为一个政府内部委员会开展程序独立监督并向 CDER 主任就管理药品安全性潜在的问题提供建议，以及帮助向医生和普通公众宣传某个药品的安全性信息。

4. 利益相关方协调小组

职责：提供一个宣传平台，加强同医生、患者、患者团体以及其他有关药品研发、药品审查和药品安全的 CDER 问题进行相互沟通和合作。

5. 药品短缺协调小组

职责：其使命是预防、缓解和帮助解决药品短缺，并将服务范围扩大到专业组织、患者团体、公众和其他利益相关者。此外，DSS 还与来自 FDA、其他政府机构、工业界和公众的关键利益相关者一起工作，使预防和解决药品短缺问题更容易。

6. 咨询委员会和顾问管理处（Division of Advisory Committee and Consultant Management，DACCM）

7. 反恐及应急协调小组

职责：CDER 内部就有关医疗对策的药品研发创新提供科学、监管和政策帮助，并协调涉及 CDER 监管产品的紧急活动。

（二）法规政策办公室

法规政策办公室（ORP）现有工作人员 94 人（含临时人员 3 人），其中"信息披露政策处"（Division of Information Disclosure Policy，DIDP）有 41 人（含临时人员 1 人），"法规政策 I 处"（Division of Regulatory Policy I）有 15 人（含律师 3 人、临时人员 1 人），"法规政策 II 处"（Division of Regulatory Policy II）有 13 人（含律师 1 人、临时人员 1 人），"法规政策 III 处"（Division of Regulatory Policy III）有 13 人（含律师 2 人），其他工作人员 12 人。该部门管理人员有 14 人，律师 6 人，专业人员 10 人，行政人员 64 人。

职责：法规政策办公室（ORP）根据《联邦食品药品和化妆品法案》（FD&CA）及其他政府部门的要求，为 CDER 提供有关人用药品管理政策与程序制定的监督和领导，并根据《信息自由法案》（FOIA）披露信息。

（三）管理办公室

管理办公室（OM）现有工作人员 173 人（含临时人员 26 人），其中"预算执行及资源管理处"（Division of Budget Execution and Resource Management，DBERM）有 29 人（含临时人员 1 人），"管理服务处"（Division of Management Services，DMS）有 68 人（含临时人员 13 人），"伦理联络小组"（Ethics Liaison Staff，ELS）有 8 人（含临时人员 1 人），"战略计划及创新协调小组"（Strategic Programs and Initiatives Staff，SPIS）有 11 人（含临时人员 6 人），"使用者付费管理处"（Division of User Fee Management and Budget Formulation，DUFMBF）有 43 人（含临时人员 4 人），其他工作人员 14 人（含临时人员 1 人）。该部门管理人员 13 人、信息技术支持人员 29 人，行政人员 121 人、专业人员 10 人。

职责：为 FDA 下的药品审评与研究中心提供高效及时的管理资源与服务。

（四）对外宣传办公室

对外宣传办公室（OCOMM）现有工作人员 90 人（含临时人员 10 人），下辖 1 个办公室和 3 个处，分别是"直属办公室"（Immediate Office，IO）、

"药品信息处"（Division of Drug Information，DDI）、"卫生宣传处"（Division of Health Communication，DHC）和"网络宣传处"（Division of Online Communication，DOC）。其中 IO 有 12 人，DDI 有 42 人（含临时人员 7 人），DHC 有 13 人，DOC 有 23 人（含临时人员 3 人）。该部门管理人员有 8 人、行政人员 37 人、信息技术人员 15 人、专业人员 30 人。

OCOMM 作为人用药信息通讯的首屈一指的资源以支持 FDA 保护和促进公众健康的使命。该办公室拥有近 100 名工作人员，包括卫生专业人员、通信专家、以及网页和平面设计师，OCOMM 履行多项职能以满足 CDER 内外通信的需要。

职责：指导中心内外沟通交流；管理药品安全性沟通；管理媒体相关和网站沟通；应对公众质询的相关药物产品。

1. 直属办公室（IO）

职责：给中心和监管机构领导提供沟通建议策略；确保一致的品牌；致力于监管机构领导下的工作带领 CDER 工作开展和协调；管理"合同制管理人员的技术代理人"（Contracting Officer's Technical Representative，COTR）和代言人请求；为 CDER 的内外沟通交流提供策略指导；负责办公室下面的预算、行政和业务活动三个部门；负责 CDER 与媒体的关系；开发"CDER 学习模块"用来告诉和教育人们有关药品使用安全、药品监管过程、作为关键角色的医生扮演着帮助 FDA 履行其职责、以及许多其他重要问题。一些模块也为药剂师、医生和护士提供继续教育学分；为高级职员和学科问题专家开展媒体培训；为办公室（office）和处（division）级别的领导拍摄专业照片。

2. 药品信息处（Division of Drug Information，DDI）

职责：响应公众质询。DDI 由药剂师和其他卫生领域的专业人员组成，能够就 CDER 措施的各个方面提供专家建议和指导。我们的顾客包括美国国内和国外的消费者、医生、保险公司、监管的行业、学术界、执法机构、FDA 和其他政府机构。

3. 卫生宣传处（Division of Health Communications，DHC）

职责：通过药品安全沟通（drug safety communication），使得患者、看护者、医生和公众能够更新具有潜在风险的 FDA 已获批药品的安全性信息；为 CDER 内外部沟通活动提供沟通策略指导；开发交流材料促进安全有效用药；加强公众宣传和教育，例如安全处方：了解你的网上药店（BeSafeRx：Know Your OnlinePharmacy）和"家庭用药"（Medicines in my home）；负责管理有关风险沟通、社会营销和健康普及教育研究的中心活动；为诸如患者之声（The Voice of the Patient）、新药年度报告，以及投递给科技书刊的手稿等提供法规和科学写作编辑；通过内部沟通程序，并通过中心的时事通讯、多媒体和其他宣传手段把中心新闻传播给全体职员。

4. 网络宣传处（Division of Online Communications，DOC）

职责：在 FDA 网页上发布和维护 CDER 相关内容，包括药品批准信息和中心监管政策方面的文件；为创建数字化和打印图形产品提供专业指导，包括开发视频、网页图片、印刷出版物、流程图、品牌身份、海报、插图和专业照片等服务；管理中心的公共数据库（public database）、开发网页和有关中心职能的移动应用程序，如 Drug@FDA、FDA 橙皮书（orange book）和药品短缺（drug shortages）；指导开发新网页或大幅修订已有网页内容和应用程序，以确保网站信息实时更新；使 CDER 网页内容适应技术进步和其他浏览格式，如智能手机和平板电脑；创建有关 CDER 举措、药品风险获益、药物研发创新、临床试验方法的进步，以及消费者、医生、学者、医药代表和"患者权益组织"（patient advocacy organizations）感兴趣的其他各种话题的网页内容；监测和跟踪网页浏览量来评估 CDER 健康教育成果的有效性；确保发布 FDA.gov 网站里的内容符合《复健法案》（the Rehabilitation Act）第 508 章的条款，为所有 CDER 利益相关者提供上述信息内容，包括身体、感官或认知障碍人士能够获得 CDER 网页内容。

（五）合规办公室

合规办公室（OC）是 Super Office，现有工作人员 287 人（含临时人员 11 人），下辖有 6 个办公室，分别是"直属办公室"（IO）、"生产质量办公室"（Office of Manufacturing Quality，OMQ）、"未批准药品和标签合规性办公室"（Office of Unapproved Drugs and Labeling Compliance，OUDLC）、"科学调查办公室"（OSI）、"药品安全、完整及响应办公室"（Office of Drug Security，Integrity，and Response，ODSIR）和"计划及监管运行办公室"（Office of Program and Regulatory Operations，OPRO）。

职责：通过策略和行动去尽量避免消费者暴露在不安全、无效和质量不可靠的药品风险中以促进和保护公众健康。

处理与违法行为有关的公众健康风险；制定和监督药品合规性计划，防止消费者暴露在不安全和无效药物的风险中；通过检查覆盖、产品检测和上市前后的其他监管措施来检验药品质量；就药品的监管和执法问题向中心主任和其他机构官员建议；协调中心主任同现场办公室的关系和提供支持，并指导现场办公室有关案件发展和执法措施；确保统一解释的标准；制定政策和合规性策略来确保非处方药和处方药都是高品质、正确标识、安全、纯净且符合适用药品审批要求；制定政策和标准，通过运用 cGMP 的要求来保证产品的高品质；协调评估和药品召回分类，同现场办公室一起合作实施召回；监督解决药品短缺合规性问题；实施计划和项目，以识别、评估和按照公共卫生违法后果的重要性去优先处理违法行为；开发和利用创新执行策略来降低有关违法行为带来的公众健康风险。

1. 直属办公室（IO）

IO 现有工作人员 17 人（含临时人员 1 人），其中管理人员 3 人，专业人员 6 人，行政人员 8 人。

2. 生产质量办公室（OMQ）

OMQ 现有工作人员 61 人（含临时人员 1 人），下辖 3 个处，其中"药品质量 I 处"（Division of Drug Quality I，DDQI）有 23 人；"药品质量 II 处"（Division of Drug Quality II，DDQII）有 18 人；"生产质量指南及政策开发小组"（Manufacturing Quality Guidance & Policy Staff，MQGPS）有 9 人，其他工作人员 11 人（含临时人员 1 人）。该部门管理人员有 11 人、行政人员 12 人、专业人员 30 人、信息支持技术 8 人。

职责：药品，处方药和非处方药必须在符合 GMP 条件下生产。是否符合这些要求需要通过检查和合规性评估。批准后，FDA 的例行检查会评估过程控制和设备状态是否符合 FDA 关于质量体系检查项目。

3. 未批准药品和标签合规性办公室（OUDLC）

OUDLC 现有工作人员 62 人（含临时人员 1 人），下辖 2 个处，其中"非处方药及健康欺诈处"（Division of Non-Prescription Drugs & Health Fraud，DNPDHF）有 20 人，"处方药处"（Division of Prescription Drugs，DPD）有 32 人，其他工作人员 10 人（含临时人员 1 人）。该部门管理人员有 17 人、行政人员 24 人、信息技术支持 5 人、专业人员 15 人。

4. 科学调查办公室（OSI）

OSI 现有工作人员 61 人（临时人员 0 人），该部门辖 3 部分，其中"临床合规性评价处"（Division of Clinical Compliance Evaluation，DCCE）有 25 人，"上市后安全及执法处"（Division of Enforcement and Postmarketing Safety，DEPS）有 21 人，"政策开发小组"（Policy Staff，PS）有 8 人，其他工作人员 7 人。该部门管理人员有 13 人、行政人员 3 人、专业人员 39 人，信息技术支持 6 人。

职责：稽查和核实递交 FDA 用于上市申请的临床试验数据，证实人用药的安全性、有效性和生物等效性数据；指导检查"机构审查委员会"（Institutional Review Boards，IRB）有无按照标准和法规要求来保护人体受试者的权力和福利；确保研究者、申请人、合同研究组织在开展新药非临床和临床研究时遵守美国法律和有关 GCP、GLP 的规定。

5. 药品安全、完整及响应办公室（ODSIR）

ODSIR 现有工作人员 51 人（含临时人员 6 人），下辖 2 个处。其中"药品进出口稽查及召回处"（Division of Imports，Exports and Recalls，DIER）有 22 人（含临时人员 2 人），"供应链完整性稽查处"（Division of Supply Chain Integrity，DSCI）有 18 人（含临时人员 1 人），其他工作人员 11 人（含临时人员 3 人）。该部门管理人员有 5 人，专业人员 29 人，信息技术支持人员 5 人，行政人员 12 人。

职责：促进美国上市药品的质量、完整性和安全性，处理日益复杂的全球药品供应链；通过解决供应链完整性和安全性问题尽量减少消费者受到劣药伤害，例如伪造、改变用途或故意掺假的药品，药品进出口以及药品召回。

6. 计划及监管运行办公室（OPRO）

OPRO 现有工作人员 36 人（含临时人员 3 人），该部门辖 3 个处，其中"第 I 项目管理及协调小组"（Project Management and Coordination Staff I，PMSCI）有 9 人，"第 II 项目管理及协调小组"（Project Management and Coordination Staff II，PMSCII）有 11 人（含临时人员 1 人），"药品注册和上市小组"（Drug Registration and Listing Staff，DRLS）有 13 人，其他工作人员 3 人（含临时人员 2 人）。该部门管理人员有 2 人、行政人员 12 人、信息技术支持人员 8 人、专业人员 14 人。

职责：领导和管理运营基础设施，支持整个 OC 的项目管理、行政沟通、人力资源开发和药品注册及上市；设计和开发内部程序及流程来支持工作质量、监督实施、监测质量体系并持续改进；协调由 OC 主持且包括有其他部门职责的跨职能项目，以确保组建合适的团队，以满足时限内可交付成果；分配、跟踪、并确保及时解决办公室所有行政沟通（executive communications）；设计、开发和实施员工发展计划，以不断开发员工的能力并提高工作绩效；管理药品注册和上市数据库以及政策问题。

（六）医疗政策办公室

医疗政策办公室（OMP）是 Super Office，现有工作人员 154 人（含临时人员 10 人），下辖有 3 个办公室，分别是"直属办公室"（IO）、"处方药推广办公室"（OPDP）和"医疗政策创新办公室"（Office of Medical Policy Initiatives，OMPI）。

职责：OMP 提供针对医疗政策制定的科学的管理与领导，提高并促进公众健康，如下所述：

在有关药物研发、药品审批、生物学研究监测、受试者保护，上市后监测过程以及临床试验科学性和有效性的医疗政策、程序和政策执行方面提供监督和领导。在适用法规下，向医疗保健专业人士和患者传达准确有效的医疗信息，提供科学的管理与领导。通过与其他学科、项目领域、FDA 中心和利益相关者的合作实现医疗政策发展、实施与协调，形成多学科的研究方法，促进科学与政策不断融入药物开发、监管审查及上市后监测过程。提供有关处方药推广、广告审查和推广标签的指导与政策发展，以确保这些材料不存在虚假或误导性信息。

1. 直属办公室（IO）

IO 现有工作人员 30 人（含临时人员 9 人），该部门有管理人员 3 人，专业人员 8 人，行政人员 19 人。

2. 处方药品推广办公室（OPDP）

OPDP 现有工作人员 66 人（含临时人员 1 人），下辖 2 个处，其中"消费者药品推广处"（Division of Consumer Drug Promotion，DCDP）有 21 人，"专业药品推广处"（Division of Professional Drug Promotion，DPDP）有 20 人，其他工作人员 25 人（含临时人员 1 人）。该部门管理人员有 11 人、行政人员 25 人、专业人员 29 人，信息技术支持 1 人。

职责：通过全面的监督、执法和教育项目促进专业医护人员和消费者双方对药品推广信息更好地沟通，确保处方药信息交流的真实性、适度性与准确性，保护公众健康。

3. 医疗政策创新办公室（OMPI）

OMPI 现有工作人员 58 人（临时人员 0 人），下辖 2 个处，其中"医疗政策计划处"（Division of Medical Policy Programs，DMPP）有 27 人，"医疗政策开发处"（Division of Medical Policy Development，DMPD）有 13 人，其他工作人员 18 人。该部门管理人员有 8 人、行政人员 31 人、专业人员 19 人。

职责：为有关药品研发、药品审批和上市后警戒管理的医疗政策及程序发展提供监督与指导。在广泛的医疗和临床政策领域，为正在进行的新政策提案提供监督与指导，包括计划开发上市产品的安全性积极监控、提高临床试验的科学性和有效性、协同加强专业人员和患者使用说明书的解读。

（七）转化科学办公室

转化科学办公室（OTS）是 CDER 最重要的 Supper Office 之一，现有工作人员 674 人（含临时人员 184 人），下辖 6 个部门，分别是"直属办公室"（IO）、"程序管理及分析小组"（Program Management and Analysis Staff，PMAS）、"生物统计办公室"（Office of Biostatistics，OB）、"临床药理办公室"（Office of Clinical Pharmacology，OCP）、"计算科学办公室"（Office of Computational Science，OCS）和"研究完整性及监督办公室"（Office of Study Integrity and Surveillance，OSIS）。

职责：转化科学部（OTS）为促进和保护公众健康，通过以下方式确保公众获得安全有效的药物：在监管审查过程中开发和运用定量和统计方法进行决策。在监管决策中保证临床试验设计和分析的有效性。促进科学合作，提高监管审查。确保 CDER 的研究与目标一致。

1. 直属办公室（IO）

IO 现有工作人员 55 人（含临时人员 19 人），下辖 6 个小组。其中"科学研究监督小组"（Science & Research Oversight Team，SROT）有 5 人、"程序管理及分析小组"（Program Management and Analysis Staff，PMAS）有 15 人、"数据挖掘及信息小组"（Data Mining and Information Team，DMIT）有

1 人、"项目管理小组"（Project Management Team，PMT）有 5 人、"转化医学小组"（Translational Medicine Team，TMT）有 5 人和"健康信息技术小组"（Health Information Technology Team，HITT）有 2 人，其他工作人员22 人（含临时人员 19 人）。该部门管理层有 7 人，专业人员 12 人，信息支持 2 人，行政人员 34 人。

2. 程序管理及分析小组（PMAS）

PMAS 现有工作人员 33 人（临时人员 0 人），其中管理人员 2 人，信息技术支持人员 6 人，行政人员 25 人。

3. 生物统计学办公室（OB）

OB 现有工作人员 215 人（含临时人员 23 人），下辖 9 个处，分别是"直属办公室"（IO）、"生物统计Ⅰ处"（Division of Biostatistics Ⅰ，DB Ⅰ）、"生物统计Ⅱ处"（Division of Biostatistics Ⅱ，DB Ⅱ）、"生物统计Ⅲ处"（Division of Biostatistics Ⅲ，DB Ⅲ）、"生物统计Ⅳ处"（Division of Biostatistics Ⅳ，DB Ⅳ）、"生物统计Ⅴ处"（Division of Biostatistics Ⅴ，DB Ⅴ）、"生物统计Ⅵ处"（Division of Biostatistics Ⅵ，DB Ⅵ）、"生物统计Ⅶ处"（Division of Biostatistics Ⅶ，DB Ⅶ）和"生物统计Ⅷ处"（Division of Biostatistics Ⅷ，DB Ⅷ）。其中"直属办公室"（IO）有 13 人（含临时人员 2 人），"生物统计Ⅰ处"（DB Ⅰ）有 25 人（含临时人员 3 人），"生物统计Ⅱ处"（DB Ⅱ）有 23 人（含临时人员 1 人），"生物统计Ⅲ处"（DB Ⅲ）有 24 人（含临时人员 3 人），"生物统计Ⅳ处"（DB Ⅳ）有 27 人（含临时人员 3 人），"生物统计Ⅴ处"（DB Ⅴ）有 35 人（含临时人员 4 人），"生物统计Ⅵ处"（DB Ⅵ）有 24 人（含临时人员 4 人），"生物统计Ⅶ处"（DB Ⅶ）有 24 人（含临时

人员 2 人），"生物统计Ⅷ处"（DB Ⅷ）有 20 人（含临时人员 1 人）。该部门管理人员 19 人，信息技术支持人员 7 人，行政人员 2 人，专业人员 187 人。

职责：生物统计学办公室（OB）为药品审评与研究中心（CDER）提供有关审查、评价和研究中的统计、数学和计算方面的领导、指导、政策制定和协调。OB 为 CDER 的所有项目和分支机构提供独立和联合的评价与审查，以支持 CDER 科学和监管可控的审查过程。它通过临床试验方法和药代动力学建模的研究和应用；药效学；生物等效性和生物利用度测试；药品安全监测；分析和风险评估；化学测试和评估以及产品质量评估和控制，开发统计和数学方法，促进药品审评和开发。OB 统计学家评估并使用分析统计分析和数学模拟软件，推进药物开发。

4. 临床药理学办公室（OCP）

OCP 现有工作人员 249 人（含临时人员 75 人），下辖 8 个处，分别是"直属办公室"（IO）、"定量药理处"（Division of Pharmacometrics，DPM）、"临床药理Ⅰ处"（Division of Clinical Pharmacology Ⅰ，DCP Ⅰ）、"临床药理Ⅱ处"（Division of Clinical Pharmacology Ⅱ，DCP Ⅱ）、"临床药理Ⅲ处"（Division of Clinical Pharmacology Ⅲ，DCP Ⅲ）、"临床药理Ⅳ处"（Division of Clinical Pharmacology Ⅳ，DCP Ⅳ）、"临床药理Ⅴ处"（Division of Clinical Pharmacology Ⅴ，DCP Ⅴ）和"应用法规科学处"（Division of Applied Regulatory Science，DARS）。其中"直属办公室"（IO）有 46 人（含临时人员 20 人），"定量药理处"（DPM）有 35 人（含临时人员 15 人），"临床药理Ⅰ处"（DCP Ⅰ）有 25 人（含临时人员 4 人），"临床药理Ⅱ处"（DCP Ⅱ）有 24 人（含临时人员 2 人），"临床药理Ⅲ处"（DCP Ⅲ）有 32 人（含临时

人员 10 人），"临床药理Ⅳ处"（DCP Ⅳ）有 26 人（含临时人员 7 人），"临床药理Ⅴ处"（DCP Ⅴ）有 23 人（含临时人员 1 人），"应用法规科学处"（DARS）有 38 人（含临时人员 16 人）。其中管理人员 23 人，专业人员 192 人，行政人员 34 人。

职责：临床药理学办公室（OCP）的职责是通过临床药理学和生物制药数据评估保证新药的安全性和有效性，支持 CDER 的研究性新药（IND）、新药申请（NDA）和生物制品许可申请（BLA）审查项目。通过研究，保证监管政策和决策在现有的最佳科学基础上而制定。

5. 计算科学办公室（OCS）

OCS 现有工作人员 92 人（含临时人员 67 人），其中管理人员 3 人，信息技术支持 42 人，专业人员 24 人，行政人员 23 人。

6. 研究完整性及监督办公室（OSIS）

OSIS 现有工作人员 30 人（临时人员 0 人），下辖 2 个处，分别是"新药生物等效性评价处"（Division of New Drug Bioequivalence Evaluation，DNDBE）和"仿制药生物等效性评价处"（Division of Generic Drug Bioequivalence Evaluation，DGDBE）。其中"新药生物等效性评价处"（DNDBE）有 12 人，"仿制药生物等效性评价处"（DGDBE）有 11 人，其他工作人员 7 人。该部门管理人员 3 人、专业人员 25 人、行政人员 2 人。

（八）执行计划办公室

执行计划办公室（OEP）现有工作人员 108 人（含临时人员 10 人）。OEP 下辖 4 个处，分别是"直属办公室"（IO）、"咨询委员会和顾问管理处"（DACCM）、"管理运行处"（Division of Executive Operation，DEO）、"学习和机构发展处"（Division of Learning and Organizational Development，DLOD）。其中 IO 有 22 人（含临时人员 2 人），DACCM 有 33 人，DEO 有 14 人，DLOD 有 39 人（含临时人员 8 人）。OEP 管理人员有 14 人，信息技术支持人员 11 人，专业人员有 32 人，行政人员有 51 人。

（九）战略计划办公室

战略计划办公室（OSP）是 Supper Office，现有工作人员 725 人（含临时人员 501 人）。该部门下辖 3 个办公室，分别是"直属办公室"（IO）、"项目和战略分析办公室"（Office of Program and Strategic Analysis，OPSA）和"商务信息办公室"（Office of Business Informatics，OBI）。

职责：为主任、CDER 和其他主要部门提供有关 FDA CDER 规划、分析和商业信息活动绩效的指导和协助。领导中心范围内的战略和运营规划与分析。领导业务流程分析和业务流程规划，以确保信息系统、电子设备、电子数据和分析工具设计、开发和利用的有效性，优化监管业务流程。代表 CDER 参加 FDA 生物信息学委员会，确保 CDER 的需求体现在企业方案提案中，反之亦然。开发、安装和监控中心范围内的业务流程和绩效跟踪系统。为 CDER 主任和其他主要中心机构人员提供有关规划与绩效、战略信息管理等的咨询和协助，为 CDER 项目提供业务流程支持。担任局长办事处的首席联络员，就战略和商业信息的需求、流程规划、业务需求、计划和业绩成果分析，向包括 FDA 局长、其他 FDA 高级管理人员以及外部利益相关者（包括 HHS、OMB、国会、患者与消费者的倡导者以及监管行业）进行汇报。

1. 直属办公室（IO）

IO 现有工作人员 458 人（含临时人员 414 人），其中管理人员 3 人，行政人员 27 人，专业人员 2 人，IT 信息技术人员 426。

2. 项目和战略分析办公室（OPSA）

OPSA 现有工作人员 39 人（含临时人员 5 人），下辖 4 个部门，分别是"经济小组"（Economics Staff, ES）、"学习管理小组"（Learn Management Staff, LMS）、"性能分析和数据服务小组"（Performance Analysis and Data Services Staff, PADSS）和"项目评估和实施小组"（Program Evaluation and Implementation Staff, PEIS）。其中 ES 有 6 人（含临时人员 1 人）、LMS 有 7 人（含临时人员 2 人），PADSS 有 13 人，PEIS 有 5 人，其他工作人员 8 人（含临时人员 2 人）。

职责：进行广泛的定性和定量分析来回答中心运营的主要问题，了解内部战略和决策以及中心有关外部利益相关者的战略。提供项目管理及其他技术服务来指导或协调中心重要方案的实施，并提高中心资源和关键业务流程的效率和效益。评估外部因素（如行业表现，立法提案）对中心方案的影响。必要时，建议新的方案或改变对现有方案和优先事项进行调整。进行项目评估研究和特殊业务的分析，评估中心方案的影响，提高效益和效率。领导和协调中心范围内的战略和运营、计划、发展。

3. 商务信息办公室（OBI）

OBI 现有工作人员 228 人（临时人员 82 人），下辖有 5 个处，分别是"直属办公室"（IO）、"药品质量和合规性服务与履约处"（Division of Drug Quality and Compliance Services & Solutions，DDQCSS）、"法规审查和药品安全服务与履约处"（Division of Regulatory Review and Drug Safety Services & Solutions，DRRDSSS）、"商业管理服务与履约处"（Division of Business Management Services & Solutions，DBMSS）和"数据管理服务与履约处"（Division of Data Management Services & Solutions，DDMSS）。其中 IO 有 12 人（含临时人员 1 人），DDQCSS 有 32 人，DRRDSSS 有 34 人，DBMSS 有 20 人，DDMSS 有 130 人（含临时人员 81 人）。OBI 管理人员有 13 人，行政人员有 177 人，IT 信息人员有 38 人。

职责：领导和协调 CDER 信息学活动，并为支持长期战略目标提供建议。与内部客户构建战略合作伙伴关系，并与 CDER 其他办公室进行联合业务规划，系统评估和安排商业信息需求。通过战略合作伙伴关系实现将业务优先级转化为中心范围内的单一信息学方案组合，如 FDA 信息管理办公室（OIM），并提供全面的方案管理。

（十）监测及流行病学办公室

监测及流行病学办公室（OSE）是 Supper Office，现有工作人员 344 人

（含临时人员 45 人）。该部门下辖 3 个办公室，分别是"直属办公室"（IO）、"防止医疗错误和风险管理办公室"（Office of Medication Error Prevention and Risk Management，OMEPRM）和"药物警戒和流行病学办公室"（Office of Pharmacovigilance and Epidemiology，OPE）。

1. 直属办公室（IO）

IO 现有工作人员 149 名（含临时人员 42 人），其中"法规科学小组"（Regulatory Science Staff，RSS）68 人（含临时人员 29 人）、"项目管理小组"（Project Management Staff，PMS）32 人、"法规事务小组"（Regulatory Affairs Staff，RAS）5 人、"程序管理及分析小组"（Program Management and Analysis Staff，PMAS）25 人（含临时人员 4 人），其他工作人员 19 人（含临时人员 9 人）。该部门管理层有 25 人，专业技术人员 51 人，信息技术 33 人，行政人员 40 人。

2. 防止医疗错误和风险管理办公室（OMEPRM）

OMEPRM 现有工作人员 75 人（含临时人员 1 人），下辖 2 个处，分别是"防止医疗错误及分析处"（Division of Medication Error Prevention and Analysis，DMEPA）和"风险管理处"（Division of Risk Management，DRISK）。其中 DMEPA 有 42 人（含临时人员 1 人），DRISK 有 30 人，其他工作人员 3 人。OMEPRM 管理人员有 12 人，专业人员 53 人，行政人员 10 人。

3. 药物警戒与流行病学办公室（OPE）

OPE 现有工作人员 120 人（临时人员 2 人），下辖 4 个处，分别是

"药物警戒Ⅰ处"（Division of Pharmacovigilance Ⅰ，DPV Ⅰ）、"药物警戒Ⅱ处"（Division of Pharmacovigilance Ⅱ，DPV Ⅱ）、"药物流行病学Ⅰ处"（Division of Epidemiology Ⅰ，DEPI Ⅰ）和"药物流行病学Ⅱ处"（Division of Epidemiology Ⅱ，DEPI Ⅱ）。其中DPV Ⅰ有33人，DPV Ⅱ有29人，DEP Ⅱ有26人（含临时人员1人），DEPI Ⅱ有27人（含临时人员1人），其他工作人员5人。OPE管理人员有17人，专业人员93人，行政人员10人。

（十一）新药办公室

新药办公室（OND）是CDER最重要的Super Office之一，现有工作人员974人（含临时人员42人），下辖7个办公室。分别是"直属办公室"（Immediate Office，IO）、"第Ⅰ药品评价办公室"（Office of Drug Evaluation Ⅰ，ODE Ⅰ）、"第Ⅱ药品评价办公室"（Office of Drug Evaluation Ⅱ，ODE Ⅱ）、"第Ⅲ药品评价办公室"（Office of Drug Evaluation Ⅲ，ODE Ⅲ）、"第Ⅳ药品评价办公室"（Office of Drug Evaluation Ⅳ，ODE Ⅳ）、"抗生素产品办公室"（Office of Antimicrobial Products，OAP）和"血液及肿瘤产品办公室"（OHOP）。

职责：对药物开发期间的研究进行监督管理，并对新药（原研药或非仿制药）的上市许可做出决策，其中也包括对已上市产品所做变更的相关决策。OND就各种临床、科学及监管事宜，对受管辖行业提供指导。

1. 直属办公室（IO）

IO 现有工作人员 69 人（含临时人员 3 人），下辖有 10 个工作组，分别是"治疗用生物制品和生物类似物小组"（Therapeutic Biologics and Biosimilars Staff，TBBS）、"指南政策小组"（Guidance Policy Team，GPT）、"新药办公室学习和职业发展小组"（OND Learning and Career Development，ONDLCD）、"药理/毒理小组"（Pharmacology/Toxicology Staff，P/TS）、"程序管理及分析员"（Program Management and Analysis Staff，PMAS）、"罕见病项目小组"（Rare Diseases Program，RDP）、"法规事务小组"（Regulatory Affairs Team，RAT）、"安全性政策及研究小组"（Safety Policy and Research Team，SPRT）、"临床结局评估小组"（Clinical Outcome Assessments Staff，COAS）和"标签开发小组"（Labeling Development Team，LDT）。IO 有管理人员 8 人，专业人员 46 人，行政人员 15 人。

2. 第 I 药品评价办公室（ODE I）

ODE I 现有工作人员 160 人（含临时人员 19 人），ODE I 下辖 3 个处，分别是"心血管及肾病科产品处"（Division of Cardiovascular and Renal Products，DCRP）、"神经科产品处"（Division of Neurology Products，DNP）和"精神科产品处"（Division of Psychiatry Products，DPP）。其中 DCRP 有 49 人（含临时人员 2 人），DNP 有 57 人，DPP 有 51 人（含临时人员 5 人），其他工作人员 3 人。ODE I 有管理人员 17 人，专业人员 111 人，行政人员 32 人。

职责：第 I 药品评价办公室由 3 个审查部门组成：心血管与肾病科产品处、神经科产品处和精神科产品处。其直属办公室负责对这些部门所审查药物及生物制品的开发、审查及申请管理进行监管。

3. 第Ⅱ药品评价办公室（ODEⅡ）

ODE Ⅱ现有工作人员 167 人（含临时人员 6 人），ODE Ⅱ下辖 3 个处，分别是"麻醉、镇痛及成瘾性产品处"（Division of Anesthesia，Analgesia，and Addiction Products，DAAAP）、"代谢及内分泌科产品处"（Division of Metabolism and Endocrinology Products，DMEP）和"呼吸、过敏及风湿免疫科产品处"（Division of Pulmonary，Allergy，and Rheumatology Products，DPARP）。其中 DAAAP 有 53 人，DMEP 有 59 人（含临时人员 5 人），DPARP 有 51 人（含临时人员 1 人），其他工作人员 4 人。ODE Ⅱ有管理人员 21 人，专业人员 131 人，行政人员 15 人。

职责：第Ⅱ药品评价办公室负责保护公共健康，确保美国民众可获得安全有效的成瘾、过敏、镇痛、麻醉、糖尿病、内分泌、新陈代谢、肺部及风湿性疾病的药品与生物制品。

4. 第Ⅲ药品评价办公室（ODEⅢ）

ODE Ⅲ现有工作人员 148 人（含临时人员 2 人），该部门下辖 3 个处，分别是"皮肤及齿科产品处"（Division of Dermatology and Dental Products，DDDP）、"胃肠及出生缺陷性产品处"（Division of Gastroenterology and Inborn Errors Products，DGIEP）和"骨、生殖及泌尿科产品处"（Division of Bone，Reproductive and Urologic Products，DBRUP）。其中 DDDP 有 39 人（含临时人员 2 人），DGIEP 有 45 人，DBRUP 有 59 人，其他工作人员有 5 人。ODE Ⅲ有管理人员 21 人，专业人员 113 人，行政人员 14 人。

职责：第Ⅲ药品评价办公室负责保护公共健康，确保美国民众可获得安全有效的治疗皮肤病、牙病、胃肠病、生殖及泌尿系统疾病，以及用于先天性缺陷和涉及骨代谢疾病方面的药品与生物制品。

5. 第Ⅳ药品评价办公室（ODE Ⅳ）

ODE Ⅳ现有工作人员103人（含临时人员3人）。ODE Ⅳ下辖3个处，分别是"非处方药产品处"（Division of Nonprescription Drug Products，DNDP）、"医学影像产品处"（Division of Medical Imagine Products，DMIP）和"儿科及孕产妇保健处"（Division of Pediatrics and Maternal Health，DPMH）。其中DNDP有45人（含临时人员2人），DMIP有29人，DPMH有24人，其他工作人员5人（含临时人员1人）。ODE Ⅳ有管理人员20人，专业人员70人，行政人员13人。

职责：第Ⅳ药品评价办公室（ODE Ⅳ）包括3个部门：非处方药产品处（DNDP），医学影像产品处（DMIP）和儿科及孕产妇保健处（DPMH）。非处方药产品处负责对所有在美国上市的非处方（OTC）药品进行监管，以确保其获益大于风险，在无监督的OTC情况下也可安全使用，并正确贴标。消费者可购买的OTC药物超过80个类别（治疗分类），包含100,000种以上OTC药品，内含约800种活性成分。作为"OTC药物审查"的一部分，DNDP已对这些成分及产品标签进行评估，并已为每一类别的产品建立OTC药物专著。

6. 抗生素产品办公室（OAP）

OAP现有工作人员149人（含临时人员5人）。OAP下辖3个处，分别是"抗感染产品处"（Division of Anti-Infective Products，DAIP）、"抗病毒产品处"（Division of Antiviral Products，DAVP）和"移植及眼科产品处"

（Division of Transplant and Ophthalmology Products，DTOP）。其中 DAIP 有 56 人（含临时人员 1 人），DAVP 有 62 人（含临时人员 4 人），DTOP 有 26 人，其他工作人员 5 人。OAP 有管理人员 21 人，专业人员 111 人，行政人员 17 人。

职责：抗生素产品办公室负责保护公共健康，其通过确保美国民众可获得安全有效的抗菌制剂（包括抗细菌、抗分枝杆菌、抗真菌、抗病毒以及抗寄生虫产品）、眼科产品及实体器官移植接受者抗排斥反应产品而达成自身职责。

7. 血液及肿瘤产品办公室（OHOP）

OHOP 现有工作人员 178 人（含临时人员 4 人），下辖 4 个处，分别是"肿瘤产品 I 处"（Division of Oncology Products I，DOP I）、"肿瘤产品 II 处"（Division of Oncology Products II，DOP II）、"血液病产品处"（Division of Hematology Products，DHP）和"血液肿瘤毒理学产品处"（Division of Hematology Oncology Toxicology Products，DHOT）。其中 DOP I 有 37 人（含临时人员 1 人），DOP II 有 54 人（含临时人员 2 人），DHP 有 48 人（含临时人员 1 人），DHOT 有 28 人，其他工作人员 11 人。OHOP 有管理人员 22 人，专业人员 138 人，行政人员 18 人。

职责：血液及肿瘤产品办公室（OHOP）负责确保美国民众可获得安全有效的针对癌症及血液疾病治疗的药物。OHOP 对以下各项的开发、审批和管理进行监督：癌症药物治疗，癌症治疗性生物制品治疗，癌症预防治疗，用于非恶性血液病治疗的产品。

（十二）药学质量办公室

药学质量办公室（OPQ）是 CDER 的 Super Office，现有工作人员 1076 人（含临时人员 89 人），下辖 9 个办公室。分别是"直属办公室"（IO）、"生物技术产品办公室"（Office of Biotechnology Products，OBP）、"新药产品办公室"（Office of New Drug Products，ONDP）、"药学质量政策办公室"（Office of Policy for Pharmaceutical Quality，OPPQ）、"生产及设备办公室"（Office of Process and Facilities，OPF）、"药品监测办公室"（Office of Surveillance，OS）、"检验及研究办公室"（Office of Testing and Research，OTR）、"项目及监管业务办公室"（Office of Program and Regulatory Operations，OPRO）和"药品生命周期办公室"（Office of Lifecycle Drug Products，OLDP）。

职责：CDER 下的药学质量办公室（OPQ）的职责是保证合格的药品美国公众可及。

1. 直属办公室（IO）

IO 现有工作人员 7 人，临时人员 1 人，管理人员 1 人，行政人员 5 人。

2. 生物技术产品办公室（OBP）

OBP 现有工作人员 199 人（含临时人员 37 人）。OBP 下辖 4 个处，分别是"生物技术审查及研究 I 处"（Division of Biotechnology Review and Research I，DBRR I）、"生物技术审查及研究 II 处"（Division of Biotechnology Review and Research II，DBRR II）、"生物技术审查及研究III处"（Division of Biotechnology Review and Research III，DBRR III）和"生

物技术审查及研究IV处"（Division of Biotechnology Review and Research IV，DBRR IV）。其中DBRR I有45人（含临时人员8人），DBRR II有40人（含临时人员10人），DBRR III有54人（含临时人员14人），DBRR IV有43人（含临时人员4人），其他工作人员17人（含临时人员1人）。OBP有管理人员16人，专业人员167人，行政人员16人。

3. 新药产品办公室（ONDP）

ONDP现有工作人员180人（含临时人员5人）。ONDP下辖5个处，分别是"药物活性成分全周期质量管理处"（Division of Life Cycle API，DLCAPI）、"新药活性成分处"（Division of New Drug API，DNDAPI）、"新药产品 I 处"（Division of New Drug Products I，DNDP I）、"新药产品 II 处"（Division of New Drug Products II，DNDP II）和"生物药剂处"（Division of Biopharmaceutics，DB）。其中DLCAPI有65人，DNDAPI有21人，DNDP I 有32人，DNDP II 有27人，DB有25人（含临时人员1人），其他工作人员10人（含临时人员4人）。ONDP有管理人员21人，专业人员149人，行政人员10人。

4. 药学质量政策办公室（OPPQ）

OPPQ现有工作人员46人（临时人员0人），下辖2个处，分别是"法规/指导原则/标准处"（Division of Regulations，Guidance，and Standards，DRGS）和"内部政策项目处"（Division of Internal Policies and Programs，DIPAP）。其中DRGS有19人，DIPAP有15人，其他工作人员10人。OPPQ有管理人员4人，专业人员30人，行政人员12人。

5. 生产及设备办公室（OPF）

OPF现有工作人员181人（临时人员0人）。OPF下辖5个处，分别是"生产评价 I 处"（Division of Process Assessment I，DPA I）、"生产评价 II 处"（Division of Process Assessment II，DPA II）、"生产评价 III 处"（Division of Process Assessment III，DPA III）、"微生物评价处"（Division of Microbiology Assessment，DMA）和"检查评价处"（Division of Inspectional Assessment，DIA）。其中DPA I 有32人，DPA II 有31人，DPA III 有34人，DMA有44人，DIA有34人，其他工作人员6人。OPF有管理人员23人，专业人员134人，行政人员24人。

6. 药品监测办公室（OS）

OS现有工作人员48人（含临时人员2人）。OS下辖2个处，分别是"质量情报/风险分析/建模处"（Division of Quality Intelligence，Risk Analysis，and Modeling，DQIRAM）和"质量监测评价处"（Division of Quality Surveillance Assessment，DQSA）。其中DQIRAM有23人（含临时人员1人），DQSA有21人，其他工作人员4人（含临时人员1人）。OS有管理人员9人，专业人员26人，行政人员11人。

7. 检验及研究办公室（OTR）

OTR现有工作人员99人（含临时人员34人）。OTR下辖2个处，分别是"药学分析处"（Division of Pharmaceutical Analysis，DPA）和"产品质量研究处"（Division of Product Quality Research，DPQR）。其中DPA有58人（含临时人员20人），DPQR有37人（含临时人员13人），其他工作人员4人（含临时人员1人）。OTR有管理人员7人，专业人员74人，行政人员 18 人。

8. 项目及监管业务办公室（OPRO）

OPRO 现有工作人员 91 人（含临时人员 2 人）。OPRO 下辖 3 个处，分别是"卓越运营、学习和职业发展处"（Division of Operational Excellence，Learning and Professional Development，DOELPD）、"监管及业务流程管理 I 处"（Division of Regulatory and Business Process Management I，DRBPM I）和"监管及业务流程管理 II 处"（Division of Regulatory and Business Process Management II，DRBPM II）。其中 DOELPD 有 14 人（含临时人员 2 人），DRBPM I 有 29 人，DRBPM II 有 30 人，其他工作人员有 18 人。OPRO 有管理人员 11 人，专业人员 51 人，行政人员 29 人。

9. 药品生命周期办公室（OLDP）

OLDP 现有工作人员 225 人（含临时人员 8 人）。OLDP 下辖 6 个处，分别是"速释制剂 I 处"（Division of Immediate Release Products I，DIRP I）、"速释制剂 II 处"（Division of Immediate Release Products II，DIRP II）、"缓释制剂处"（Division of Modified Release Products，DMRP）、"液体制剂处"（Division of Liquid-Based Products，DLBP）、"产品上市后监管 I 处"（Division of Post-Marketing Activities I，DPMA I）和"产品上市后监管 II 处"（Division of Post-Marketing Activities II，DPMA II）。其中 DIRP I 有 36 人，DIRP II 有 35 人，DMRP 有 33 人，DLBP 有 45 人，DPMA I 有 22 人，DPMA II 有 42 人，其他工作人员 12 人（含临时人员 8 人）。OLDP 有管理人员 29 人，专业人员 171 人，行政人员 25 人。

（十三）仿制药办公室

职责：通过科学的管理方式，确保仿制药对美国公众的安全有效性。

仿制药办公室（OGD）是 CDER 最重要的 Supper Office 之一，现有工作人员 474 人（含临时人员 24 人）。下辖 5 个办公室，分别是"直属办公室"（Immediate Office，IO）、"生物等效性办公室"（Office of Bioequivalence，OB）、"仿制药政策办公室"（Office of Generic Drug Policy，OGDP）、"监管业务办公室"（Office of Regulatory Operations，ORO）和"研究及标准办公室"（Office of Research and Standards，ORS）。

1. 直属办公室（IO）

IO 现有工作人员 36 人（含临时人员 1 人），其中"沟通小组"（Communications Staff，CS）4 人、"临床安全监测小组"（Clinical Safety Surveillance Staff，CSSS）2 人、"项目管理及分析小组"（Program Management and Analysis Staff，PMAS）23 人、其他工作人员 7 人。

2. 生物等效性办公室（OB）

OB 现有工作人员 167 人（含临时人员 2 人）。OB 下辖 4 个处，分别是"生物等效性Ⅰ处"（Division of Bioequivalence Ⅰ，DB Ⅰ）、"生物等效性Ⅱ处"（Division of Bioequivalence Ⅱ，DB Ⅱ）、"生物等效性Ⅲ处"（Division of Bioequivalence Ⅲ，DB Ⅲ）和"临床审查处"（Division of Clinical Review，DCR）。其中 DB Ⅰ有 41 人（含临时人员 1 人），DB Ⅱ有 38 人，DB Ⅲ有

40人（含临时人员1人），DCR有41人。OB有管理人员15人，专业人员139人，行政人员13人。

3. 仿制药政策办公室（OGDP）

OGDP现有工作人员41人（含临时人员2人）。OGDP下辖2个处，分别是"法律及监管支援处"（Division of Legal & Regulatory Support，DLRS）和"政策开发处"（Division of Policy Development，DPD）。其中DLRS有26人（含临时人员2人），DPD有8人，其他工作人员有7人。OGDP有管理人员5人，专业人员25人，行政人员11人。

4. 监管业务办公室（ORO）

ORO现有工作人员172人（临时人员0人）。ORO下辖4个处，分别是"标签审查处"（Division of Labeling Review，DLR）、"立卷审查处"（Division of Filing Review，DFR）、"项目管理处"（Division of Project Management，DPM）和"质量管理体系处"（Division of Quality Management Systems，DQMS）。其中DLR有50人，DFR有41人，DPM有64人，DQMS有9人，其他工作人员有8人。ORO有管理人员9人，专业人员148人，行政人员15人。

5. 研究及标准办公室（ORS）

ORS现有工作人员58人（含临时人员19人）。ORS下辖2个处，分别是"疗效评价处"（Division of Therapeutic Performance，DTP）和"定量方法及建模处"（Division of Quantitative Methods and Modeling，DQMM）。其中DTP有26人（含临时人员5人），DQMM有17人（含临时人员6人），

其他工作人员 15 人（含临时人员 8 人）。ORS 有管理人员 4 人，专业人员 45 人，行政人员 9 人。

（十四）审评小组

1. 植物审评小组（Botanical Review Team，BRT）

职责：CDER 植物审评小组（BRT）为审评人员提供有关植物问题的科学性专业知识，并确保对植物药品行业指南的统一解读。

2. 临床结局评价小组（Clinical Outcome Assessments Staff）

职责：促进医药产品开发中以患者为中心的终点测定的开展和实施，并在标签中上描述临床受益。

3. 标签开发小组（Labeling Development Team）

职责：LDT 确保处方信息（PI）能够成为与医疗保健提供者的有效沟通工具，符合相关法规与指导原则，并且为安全有效地开具和使用药品和生物制品提供所需的基本科学信息。

第九部分　新药与仿制药审查程序

美国药品注册分类主要为新药申请（NDA）/生物制剂上市许可申请

（BLA）和简约新药申请（ANDA）。其中 NDA 分两种情况，一种是 505（b）（1），这类情况基本属于我们所说的创新药；另一种是 505（b）（2），这类情况包括我们熟悉的改剂型、改途径、改浓度、改变固定复方制剂处方中的活性成分、改变给药方案、新增适应证、改盐等。ANDA 属于 505（j）。因此，本文重点介绍 NDA 审评程序，BLA 审查程序与 NDA 审查程序类似故不重复，ANDA 审评程序比较简单则以流程图示意见图 1。另外，FDA 对于 IND 有 30 天的"安全性审查"（Safety Review），这个审查主要是评估新药临床前的安全性以保证受试者安全。一般来说，FDA 不评估新药非临床研究的有效性，这是申请人自己比较关心的问题，因为动物试验数据不能完全反映人体数据。但是在一些特殊情况下，例如无法开展临床试验或生物反恐应急需要等情况下，FDA 可以根据"动物法则"（Animal Rule）直接决定是否批准新产品上市，即根据非临床有效性结果。如果 30 天后 FDA 没有通知申请人"中止临床试验"（Clinical Hold），申请人即可开展临床试验。国内有误区认为 FDA 对临床申请实行备案制，应该说这种理解不准确，FDA 对于 IND 只是做到了快速审查和程序简化，FDA 只对人体生物等效性试验（Biological Equivalence Test，BE Test）实行备案制。

由于 PDUFA 的要求，IND Safety Review 审评周期不超过 30 天，NDA 标准审查（SR）周期为 10 个月，NDA 优先审查（PR）周期 6 个月。FDA 在药品审批的绩效管理核心就是落实 User Fee Act 的时限要求。

下表 4 反映的是 2013 - 2017 年 PDUFA V 重新授权时制定的绩效目标，也就是说 90% 以上的新药 NDA 审批需要按上述时限完成。

表 4　PDUFA V 绩效目标

申请类别	标准审查	优先审查
新分子实体化合物新药申请/首创的生物制剂上市申请	确保 90% 的品种审评时限控制在 10 个月，立卷审查控制在 60 天	确保 90% 的品种审评时限控制在 6 个月，立卷审查控制在 60 天
非新分子实体化合物新药申请	确保 90% 的品种审评时限自资料接收之日起控制在 10 个月	确保 90% 的品种审评时限自资料接收之日起控制在 6 个月
1 类重新提交	确保 90% 的品种审评时限自资料接收之日起控制在 2 个月	确保 90% 的品种审评时限自资料接收之日起控制在 2 个月
2 类重新提交	确保 90% 的品种审评时限自资料接收之日起控制在 6 个月	确保 90% 的品种审评时限自资料接收之日起控制在 6 个月
独有有效性补充	确保 90% 的品种审评时限自资料接收之日起控制在 10 个月	确保 90% 的品种审评时限自资料接收之日起控制在 6 个月
1 类重新提交的有效性补充	确保 90% 的品种审评时限自资料接收之日起控制在 2 个月	确保 90% 的品种审评时限自资料接收之日起控制在 2 个月
2 类重新提交的有效性补充	确保 90% 的品种审评时限自资料接收之日起控制在 6 个月	确保 90% 的品种审评时限自资料接收之日起控制在 6 个月
	优先批准	其他全部
生产补充	确保 90% 的品种审评时限自资料接收之日起控制在 4 个月	确保 90% 的品种审评时限自资料接收之日起控制在 6 个月

第十部分　药品审评与研究中心 21 世纪审评程序

FDA 关于 NDA/BLA 审查时限的概况见图 1。

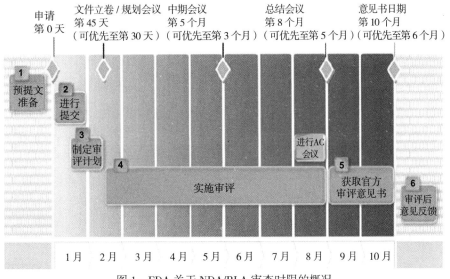

图 1 FDA 关于 NDA/BLA 审查时限的概况

　　CDER's NDA 和 BLA 审评过程总共包含六个主要步骤，其中预提交准备和反馈审评意见，在实际审评时间框架外进行。整个审评过程的进行一直受到监督。不在 PDUFA V "项目"范围的申请从递交到获得意见书的标准审评时间为 10 个月，优先审评时间为 6 个月。在 PDUFA V "项目"审评范围的 NMEs 和 BLAs 申请从 60 天存档日期起标准申请审评时间为 10 个月，优先审评时间为 6 个月（或从递交申请日起分别为 12 个月和 8 个月）。FDA 可以加快一些"项目"申请的审评。加快审评为优先审评的一部分（如某些收到突破性疗法认定的优先处理的申请），审评小组必须于 PDUFA 目标日期前至少一个月完成。在这些情况中，只要没有重大意外审评问题出现，审评小组的工作重点或团队成员没有重大改变，加快的时间线将在审评过程中进行交流沟通。若在审评过程中出现意外的问题，审评计划将默认回到正常审评时间线。

1. 预提交准备工作

在这个阶段，应极力鼓励申请人在递交 NDA/BLA 前，尤其是在 PDUFA V "项目" 覆盖范围内的 NMEs 和 BLAs，与相关 FDA 审评部门召开会议来讨论他们的申请规划内容。必要时，会议包括传统的 NDA/BLA 预会和其他会议，如预提交电子会议等。理想中，良好的 FDA 产业互动和 NDA/BLA 预会的开展将对保证所递交申请的完整和立卷提供帮助。

2. 进行提交

在初次提交时所有的申请最好是完整的。在 PDUFA V "项目" 范围的申请有唯一的例外，那就是一个申请的某些部分可以延迟递交。若申请人没有和 FDA 开 NDA/BLA 预审会议，并且 FDA 和申请人之间未对完整申请内容或申请的某些部分延迟提交达成一致意见时，申请人必须在初次提交时递交完整的申请。

3. 制定审评计划

在审评期的前 60 天有两个主要任务必须完成：是否确定立卷及召开立卷审查会议，制定审评计划及召开审评计划会议。可以将这两个会议合并成一个，但必须保证每项内容都有充分的讨论时间。

审评小组的每个成员准备 / 完成他们特定学科的文件审评模板，同时运用学科的 "中期交付计划工具"（interim deliverable planring tool）制定其审评计划（时间表）。附录 A 概括了所有类型的审评时间线，并公布在 21 世纪审评网站上，同时也包含了学科立卷审评模板和规划工具。在审评周期的该阶段，PDUFA V "项目" 申请除了特定审评事件通知申请人，并无区别对待。

4. 实施审评

在立卷申请和制定审评计划之后，审评小组开始对数据和标签说明书进行全面审查。在审评小组独立审查期间，首轮审评员会与自己的审评组长定期商讨审评问题。OND 办公室主任、ODE 办公室主任（授权签发人）以及审查组长在审评过程中要保持同步，并在一些重要会议（如立卷审查会议、审评计划制定会议、中期审评会议、标签说明书会议和审评审批总结会议）上要发表意见。审评小组可以向申请人提出需要进一步补充信息的要求。通常情况下，初步审评意见需要在开专家咨询会议前完成。

为了促进标签和"风险评估和减灾策略"（Risk Evaluation and Mitigation Strategies，REMS）的审查工作，审评员必须在中期审评会议前明确 REMS 是否具有可行性，并向审评管理层提出标签中的问题。黑框警告和禁忌证等重要提示内容应在审评中期会议前或会议时讨论。审评中期会议时，审评小组成员和审评咨询顾问会提出审查中的重要发现、影响批准的问题以及确定中期审评的成果，并对标签和上市后活动进行深入讨论。审评员同时还应就何时完成技术审评进行讨论。

5. 获取官方裁定书

法规项目经理（Regulatory Project Manager,RPM）需要提前准备好官方相关人员名单，包括所有参与申请事项审批决定的人员名单和决定这个名单的人员。

在审评文件被签署以后，RPM 会通过传真或安全邮件给申请人发送一份副本，并和申请人联系以确定其收到官方正式通知。这种方式可以向申请人提供全面的官方相关要求，从而将这个过程清晰地保存在官方审评档案和与申请人之间的沟通交流记录中。当申请事项获准审批，FDA 新闻发布会准备就绪且申请人也已收到相关信息时，RPM 会立即通知 FDA 新闻发言人通报有关申请事项的审批情况。RPM 通常会在一个工作日向 CDER 邮件通知系统提供一份名单并可以通过这个名单通知所有参与审评审批的所有重要人员，同时将审评意见和授权签发人的审批意见合并成审评卷宗。官方的正式审批文件会通过美国邮政系统寄送给申请人，当审评意见一旦被签署时则技术审评过程自动终止。

RPM 需要通过电子邮件系统通知档案中心有关审批档案并予以最终确认。在每个审评周期内，产生的所有文件都需要附在正式签批的审评意见之前。如果是由多个新药审评部门或者中心同步审评的情况，就需要把所有审评意见合并成一个审评审批档案，并由档案中心复制扫描后反馈给 RPM，整个审批档案清单将会电子存档。

6. 评审后意见反馈

在审评后期阶段，FDA 如想听取申请人的意见反馈通常可以通过会议方式进行。例如，审评工作的经验总结会议可以邀请申请人参与，一并讨论审评工作还存在什么问题以及日后可以改进的方面。批准召开的意见征集会议并不是审评结束时的会议，申请人在得到 CR 的书面意见后也可以要求召开审评结束时会议。审评后期的这种意见反馈会议可以结合这两种不同目的的会议进行。

第十一部分　使用者付费法案

20 多年前，一个新药要想通过美国 FDA 的审批，从递交申请到批准上市平均耗时 30 个月。由于当时 FDA 人手严重不足和工作不透明，其办事拖沓的官僚作风备受行业和公众指责并引发抗议。为促进新药创新和加快新药审批，美国国会于 1992 年通过了《处方药使用者付费法案》(〈Prescription Drug User Fee Act〉，PDUFA)，并规定该法案每 5 年更新一次。法案一出台就引发外界对其能否独立公正地开展工作产生质疑，认为此举让 FDA 从原本执行监督的角色沦为制药工业界的"合作伙伴"。但无论质疑声如何，这 20 多年的实践证明 FDA 通过 PDUFA 确实起到了促进药物创新、缩短审批时限和提升专业能力的作用。在 PDUFA 没有实施之前，FDA 的经费来自联邦政府拨款，但是 PDUFA 通过之后，申请人必须向 FDA 支付审查费用，而这笔钱可以让 FDA 雇佣更多的医生、生物化学专家、生物工程专家、微生物学专家、病理学专家、药理学专家、统计学家、药学专家、法学专家等专业人士，并完善监管网络的信息化建设和加强对人员的业务能力培训。直至目前实施的 PDUFA V，FDA 标准审查时限一般为 10 个月，优先审查时限为 6 个月。汤森路透在《2004–2013 年间全球 6 个主要监管机构政策变化对新药审批的影响》一文中分析了全球 6 个主要监管机构在 2004~2013 年间新药审批耗时的时间，美国 FDA 仍然是全球新药审批用时最短的监管机构（具体内容见表 5）。

表 5　全球 6 个主要监管机构 2004–2013 年新药审批中位时间

机构名称	美国 FDA	日本 PMDA	加拿大卫生部 （Health Canada）	澳大利亚 TGA	欧盟 EMA	瑞士药品 管理局
审批时间 （中位数）	304 天	342 天	350 天	391 天	478 天	511 天

2012 年 Nicholas S. Downing 等人发表在《新英格兰医学杂志》（<New England Journal of Medicine>，NEJM）题为"新治疗监管审查——三个监管机构的比较"（<Regulatory Review of Novel Therapeutics — Comparison of Three Regulatory Agencies>）一文中对 FDA、EMA 和加拿大卫生部就 2001–2010 年间新药审批时限和数量进行了比较，FDA 新药审批数量最多但用时最短（具体见表 6）。另外，文章还就 PDUFA I 至 PDUFA IV 不同阶段，FDA、EMA 和加拿大卫生部的新药审批时限进行比较，从中可以看出 PDUFA 的实施对大幅缩短美国药品审批时限所起的作用非常明显（具体见表 7）。

表 6　FDA、EMA 和加拿大卫生部 2001~2010 年间新药审批时间和审批数量的比较

机构名称	美国 FDA	欧盟 EMA	加拿大卫生部（Health Canada）
新药审批数量	225 个	186 个	99 个
新药审批时间	322 天	366 天	393 天

表 7　FDA、EMA 和加拿大卫生部在 PDUFA 不同时期的新药审批时间比较

机构名称	PDUFA I ~ II （2002 年 10 月 1 日之前）	PDUFA III （2002 年 10 月 1 日至 2007 年 9 月 30 日）	PDUFA IV （2007 年 10 月 1 日以后）
美国 FDA	465 天	303 天	304 天
欧盟 EMA	392 天	367 天	352 天

机构名称	PDUFA Ⅰ~Ⅱ（2002年10月1日之前）	PDUFA Ⅲ（2002年10月1日至2007年9月30日）	PDUFA Ⅳ（2007年10月1日以后）
加拿大卫生部（Health Canada）	952 天	398 天	357 天

基于 PDUFA 实践的成功，FDA 随后逐渐把"User Fee Act"全面引入到人用药仿制药、兽药新药及兽药仿制药、生物类似物和医疗器械的注册审批中，并于 2002 年、2003 年、2008 年、2012 年开始陆续实施《医疗器械使用者付费和现代化法案》（<Medical Device User Fee and Modernization Act>，MDUFMA）、《动物药使用者付费法案》（<Animal Drug User Fee Act>，ADUFA）、《动物仿制药使用者付费法案》（<Animal Generic Drug User Fee Act>，AGDUFA）、《生物类似物使用者付费法案》（<Biosimilar User Fee Act>，BsUFA）和《仿制药使用者付费法案》（<Generic Drug User Fee Act>，GDUFA）。正是在 User Fee 的支持下，FDA 监管力量得以迅速加强，其执法资源主要集中在产品上市准入和现场检查这两个领域（具体内容见表 8）。

表 8 FDA 2004~2016 年财政预算报告中人力资源和经费预算情况

机构 Organization	FY2004		机构 Organization	FY2016	
	FTE	Budget		FTE	Budget
CFSAN	910	$167,332,000	CFSAN	1243	$355,007,000
CDER	2190	$410,038,000	CDER	4531	$1,169,906,000
CBER	797	$148,584,000	CBER	1108	$307,254,000
CVM	349	$71,960,000	CVM	568	$130,103,000
CDRH	1061	$182,728,000	CDRH	1615	$354,965,000

机构 Organization	FY2004		机构 Organization	FY2016	
	FTE	Budget		FTE	Budget
NCTR	207	$39,883,000	**NCTR**	288	$58,998,000
ORA	3872	$535,392,000	**ORA**	5175	$1,224,778,000
Office of the Commissioner	410	$132,876,000	**Headquarters and Office of the Commissioner**	1234	$751,041,000
Office of Management	299		**Export Certification**	19	$4,696,000
Other User Fees	46		**Color Certification**	37	$9,139,000
			Family Smoking Prevention and Tobacco Control Act	812	$564,117,000
Total	10141	$1,688,793,000	**Total**	16630	$4,930,004,000

Note

FTE：Full-Time Employee；**FY**：Fiscal Year；**CFSAN**：Center for Food Safety and Applied Nutrition；**CDER**：Center for Drug Evaluation and Research；**CBER**：Center for Biologics Evaluation and Research；**CVM**：Center for Veterinary Medicine；**CDRH**：Center for Devices and Radiological Health；**NCTR**：National Center for Toxicological Research；**ORA**：Office of Regulatory Affair

　　表 8 中的人员数量只是 FDA 的雇员数量，还不包括众多的临时人员，如合同人员（Contractor）、学者（Fellow）和实习生（Intern）等。2015 年 8 月 2 日笔者曾专门统计过 CDER 在岗人员，当时共有 5269 人，其中正式人员 4304 人，临时人员 965 人。

　　User Fee 要求 FDA 每年召开一次公开听证会，会议将邀请利益相关方（Stakeholders）参加。会期通常一天，会议主要就上一年度的经费执行和目标完成情况进行汇报，并总结当前存在的问题，同时提出下一年度的经费预算和工作计划。会上，FDA也将接受公众的质询。

（一）美国人用药和医疗器械注册审查收费标准

表9 PDUFA V 2016 财政年度收费表

收费项目		2016 财年收费标准
申请费	要求临床数据	$2,374,200
	不要求临床数据	$1,187,100
	要求临床数据的补充申请	$1,187,100
开户费		$585,200
产品费		$114,450

表10 GDUFA 2016 财政年度收费表

收费项目		2016 财年收费标准
申请费	简略新药申请费	$76,030
	先于简略新药批准的补充申请	$38,020
药品主文件		$42,170
设备费	国内 API	$40,867
	国外 API	$55,867
	国内剂型	$243,905
	国外剂型	$258,905

表 11 BsUFA 2015 财政年度收费表

收费项目		2015 财年收费标准
BPD：生物制品研发 生物类似物的 BPD 收费 BPD 年度收费	BPD 初次收费	$233,520
	$233,520	
重新激活费		$467,040
申请费	要求临床数据	$2,335,200
	不要求临床数据	$1,167,600
	要求临床数据的补充申请	$1,167,600
开户费		$569,200
产品费		$110,370

表 12 MDUFA 2015 财政年度收费表

申请类别	标准收费	小微企业收费
510(k)	$5,018	$2,509
513(g)	$3,387	$1,694
PMA：上市前批准申请 PDP：产品开发协议 PMR：上市前报告 BLA：生物制品许可申请	$250,895	$62,724
审评小组跟进的补充申请	$188,171	$47,043
180 天补充申请	$37,634	$9,409
实时补充申请	$17,563	$4,391
BLA 有效性补充申请	$250,895	$62,724
上市前批准申请年度报告	$8,781	$2,195
30 天通知	$4,014	$2,007

（二）以 PDUFA V 为例解读使用者付费法案

根据美国联邦政府于 2015 年 8 月 3 日发布的《联邦公报》第 80 卷第 148 号公报（Federal Register/Vol.80，No.148）对 FDA 2016 财政年度处方药使用者付费标准的说明，我们可以从第 148 号公报了解美国 2016 年 PDUFA V 的大致收费标准、调整情况和费用构成（具体内容可见前面表 9 和表 3，以及表 13、14、15 和 16）。

表 13 2012-2014 年个人薪酬福利占人用药申请审查费中的比例

财年	2012	2013	2014	3 年平均值
个人薪酬及福利合计	$592,642,252	$568,206,210	$585,260,720	——
成本合计	$1,032,419,218	$966,169,007	$1,077,263,695	——
个人薪酬及福利百分比	57.4033%	58.8102%	54.3285%	56.8473%

表 14 华盛顿和巴尔的摩地区在 CPI 方面年度变化以及 3 年平均百分比变化

年	2012	2013	2014	3 年平均值
年度消费者价格指数	150.212	152.500	154.847	——
年度百分比变化	2.2024%	1.5232%	1.5390%	1.7549%
消费者价格指数				

表 15 2016 财政年度审评任务量

申请类型	第 1 栏	第 2 栏	第 3 栏	第 4 栏	第 5 栏
	3 年平均水平（2010-2012）	3 年平均水平（2013-2015）	百分比变化（第 1 栏到第 2 栏）	加权因子（百分比）	加权百分比变化
新药申请 / 生物制品许可申请	124.3	148.3	19.3081	38.9	7.51

申请类型	第1栏 3年平均水平 （2010-2012）	第2栏 3年平均水平 （2013-2015）	第3栏 百分比变化 （第1栏到 第2栏）	第4栏 加权因子 （百分比）	第5栏 加权百分 比变化
激活权商业性 IND	6830.0	7375.3	7.9839	39.2	3.13
有效性补充申请	136.3	175.0	28.3933	6.0	1.69
生产工艺补充申请	2548.3	2386.7	-6.3415	16.0	-1.01
2016 财年工作量调整情况	——	——	——	——	11.31

表 16　2016 财政年度 PDUFA 收入

2013 财年收入合计以及发布在 2012 年 8 月 1 日联邦公报（TTFR45639）上的后续财年基数（四舍五入到 1 千美元）	$718,669,000
2016 财年通胀调整因素（1 加 6.4414%）	1.064414
通胀调整后合计	$764,961,345
2016 财年工作量调整因素（1 加 11.31%）	1.1131
通胀和工作量调整后合计（四舍五入到 1 千美元）	$851,481,000

从上表可以看出，User Fee 的收费中有一半以上用于人员薪酬福利开支，而且这部分薪酬开支每年会根据"消费者物价指数"（CPI）进行相应的调整，而且从员工的平均年收入来看，FDA 雇员的总体收入能够使其达到美国中产阶级水平，保证一定的生活品质。由于美国医生收入很高，为吸引足够多的高水平临床医生服务于 FDA，FDA 克服了许多政策上的困难，鼓励提高服务于 FDA 的医生的工资，使他们与本专业、本地区和同资历的医生收入相当。

第十二部分　附录

（一）2013~2017 财年《处方药使用者付费法案》重新授权绩效目标与程序

Ⅰ.审查绩效目标

A. 新药申请 / 生物制品许可申请（NDA/BLA）初次和重新提交

B. 原始疗效补充申请

C. 重新提交的疗效补充申请

D. 原始生产补充申请

E. 目标汇总表

Ⅱ.新分子实体（New Molecular Entity，NME）新药申请（NDA）和原始生物制品许可申请（BLA）绩效目标

A. 增进新分子实体（NME）新药申请（NDA）和原始生物制品许可申请（BLA）审查透明度和沟通项目

B. 项目评估

Ⅲ.第一评审周期绩效

A. 立案审查鉴别问题通知

B. 计划审查时间表通知

C. 审评时间表绩效报告

Ⅳ. 审查专利名称，减少用药错误

A. 评审绩效目标——药品 / 生物制品专利名称

Ⅴ. 解决重大纠纷

A. 程序

B. 绩效目标

C. 条件

Ⅵ. 临床中断

A. 程序

B. 绩效目标

Ⅶ. 特别研究方案问题评估和协议

A. 程序

B. 绩效目标

C. 报告

Ⅷ. 会议管理目标

A. 会议请求回复

B. 会议排程

C. 会议记录

D. 条件

Ⅸ. 加强科学监管和推进药物开发

A. 通过加强 FDA 和申请人在药物开发期间的沟通推动创新

B. 增强分析方法的科学性

C. 增强生物标记物和药物基因组学的使用力度

D. 患者报告结果（PROs）和其他终点评估工具的开发

E. 增强罕见病药物开发

Ⅹ.增强管理决策中的获益风险评估

Ⅺ.FDA 药品安全系统优化及其现代化

A. 衡量风险评估和减灾策略（REMS）有效性，标准化 REMS 并进一步整合融入医疗体系

B. 药品安全性问题（可能需要监管部门采取相关措施）评估监测工具

C. 开展并支持旨在实现药物警戒流程现代化的活动

D. 信息系统和基础设施

Ⅻ.通过执行电子申报要求改善人用药评审效率以及实现电子药物申请数据标准化

ⅩⅢ.报告 PDUFA Ⅴ 执行进度及继续执行 PDUFA Ⅳ 方案

ⅩⅣ.信息技术目标

A. 目标

B. 沟通和技术交流

C. 指标和考核

XV. 改善 FDA 的绩效管理

A. 研究标准

B. 研究描述

XVI. 术语定义和解释

2013~2017 财年《处方药使用者费用法案》再次授权的绩效目标和程序

根据处方药使用者费用项目第五次授权，美国食品药品管理局（FDA）药物审评与研究中心（CDER）和生物制品审评与研究中心（CBER）制定如下绩效目标和程序。

目标适用于各财年（FY）的申请，除非另行规定。

I. 审查绩效目标

A. 新药申请 / 生物制品许可申请（NDA/BLA）初次和重新提交[4]

1. 标准审查中，新分子实体（NME）的新药申请（NDA）和创新型生物制品许可申请自 60 天受理期后的 10 个月内，审查和答复其中 90% 的申请。

2. 优先审查中，新分子实体的新药申请和创新型生物制品申请自 60 天受理期后的 6 个月内，审查和答复其中 90% 的申请。

3. 标准审查中，不是新分子实体的新药申请自受理之日起的 10 个月内，审查和答复其中 90% 的申请。

---

[4] 新分子实体（NME）的新药申请（NDA）和创新型生物制品许可申请（BLA）审查方案描述，详见第 II.A.4 条。

4.优先审查中，不是新分子实体的新药申请自受理之日起的 6 个月内，审查和答复其中 90% 的申请。

5.重新提交的一类原始申请受理日后 2 个月内，审查和答复其中 90% 的申请。

6.重新提交的二类原始申请受理日后 6 个月内，审查和答复其中 90% 的申请。

B.原始疗效补充申请

1.标准审查中，疗效补充申请自受理之日起的 10 个月内，审查和答复其中 90% 的申请。

2.优先审查中，疗效补充申请自受理之日起的 6 个月内，审查和答复其中 90% 的申请。

C.重新提交的疗效补充申请

1.受理重新提交的一类疗效补充申请后 2 个月内，审查和答复其中 90% 的申请。

2.受理重新提交的二类疗效补充申请后 6 个月内，审查和答复其中 90% 的申请。

D.原始生产补充申请

1.受理要求事先批准的生产补充申请后 4 个月内，审查和答复其中

90% 的申请，并在受理所有其他生产补充申请后 6 个月内，审查和答复其中 90% 的申请。

E. 下表对前述审评目标进行了总结：

表 17　原始和重新提交的申请和补充申请

申请名	标准	优先
标准新分子实体（NME）新药申请（NDA）和原始生物制品许可申请（BLA）	受理日后 60 日至 10 个月内，完成 90%	受理日 60 日至 6 个月内，完成 90%
非新分子实体（NME）新药申请（NDA）	受理日后 10 个月内，完成 90%	受理日后 6 个月内，完成 90%
重新提交的一类申请	受理日后 2 个月内，完成 90%	受理日后 2 个月内，完成 90%
重新提交的二类申请	受理日后 6 个月内，完成 90%	受理日后 6 个月内，完成 90%
原始疗效补充申请	受理日后 10 个月内，完成 90%	受理日后 6 个月内，完成 90%
重新提交的一类疗效补充申请	受理日后 2 个月内，完成 90%	受理日后 2 个月内，完成 90%
重新提交的二类疗效补充申请	受理日后 6 个月内，完成 90%	受理日后 6 个月内，完成 90%
生产补充申请	受理日后 4 个月内，完成 90%（事先批准）	受理日后 6 个月内，完成 90%（其余）

Ⅱ. 新分子实体（NME）新药申请（NDA）和创新型生物制品许可申请（BLA）绩效目标

A. 增进新分子实体（NME）新药申请（NDA）和创新型生物制品许可申请（BLA）审查透明度和沟通项目

为提高 FDA 审评组和申请人间的透明度，增进双方沟通，FDA 将建立一套审查模式（简称"项目"），用于 2012 年 10 月 1 日至 2017 年 9 月 30 日期间受理的新分子实体新药申请（NME NDAs）和创新型生物制品许可申请（BLA），包括驳回立卷后重新提交的申请。2 项目目标在于提高第一周期评审过程的效率，减少批准所需评审周期数，确保患者及时、有效服用高质量的新药和生物制品。项目应由独立承包人评估，后者应在生物制药开发和监督审查项目质量和效率评估方面具备丰富的经验。项目指标如下：

1. 预审会议：我们鼓励申请人在 NDA/BLA 预审会议中，与相关 FDA 评审组讨论计划申请内容。

a）计划提交申请前，应充分召开 NDA/BLA 预审会议，考虑关于 FDA 反馈的有效答复，而且会议召开时间表不得晚于申请计划提交时间。

b）NDA/BLA 预审会议中，FDA 和申请人将针对适应证拟定完整申请内容，包括对于风险评估和减灾策略（REMS）或其他风险管理措施的初步讨论并达成一致意见。FDA 评审组，包括 FDA 相关高级职员，将出席本次会议。相关合议意见和讨论将在会议总结中予以汇总，并将在 FDA 会议纪要中得以反映。

c）在会议中，FDA 和申请人还可在原始申请提交后 30 日内，针对有限数目的申请要素提交文件达成一致意见。这些提交文件不得严重影响评审组评审。延迟提交的申请文件中所达成的合议意见，将在会议总结中予以汇总，并将在 FDA 会议纪要中得以反映。

适用延迟提交的申请文件包括更新后的稳定性数据（如：原始提交文件 15 个月数据替代原 12 个月数据），或最终临床前研究审计报告（如：致癌性），该最终报告草案与原始申请一同提交。

d）申请的重要组成（如：第三阶段临床试验完整研究报告或必要长期安全数据完整研究报告）应与原始申请一同提交，但不适用延迟提交协议。

2.原始申请文件：按照 FDA 评审组和申请人 NDA/BLA 预审会议中达成的协议，在初次提交时申请内容必须完整。如果申请人并未能够与 FDA 开展 NDA/BLA 预审会议，而且 FDA 和申请人之间并未针对完整申请或延迟提交的申请文件达成一致意见，申请人提交原始申请时，提交文件应该完整。

a）所有申请材料应列出临床研究中心和生产场地。

b）FDA 在预审会议中同意的任何申请文件可在原始申请提交之后提交，但不得晚于原始申请提交后 30 日。

c）对于不完整申请，包括收到原始提交后 30 日内仍未收到相关文件的申请，FDA 将下发驳回申请决定。

（1）驳回后的申请，如后续因异议提交的，将不再适用本项目程序，但可适用第 I 条内规定的优先申请 6 个月审查绩效目标和标准申请 10 个月审查绩效目标。

d）由于申请在提交时应当完整，主动修改的情形极少，并且不包括重要新信息或分析。

（1）主动修改审查，包括 FDA 缺陷通知答复，将根据《PDUFA 药品审评质量管理规范（Good Review Management Principles，GRMPs）》执行。该指南的基本原则是当完成综合审评后，FDA 将考虑采用最为经济的方式完成全面审查，有效解决申请缺陷，并在首轮审评周期中适时批准。

3.74 日通知函：FDA 将遵守"74 日通知函"内关于立卷审查问题鉴别和通知的现行程序和绩效目标（见第 III 条）。对于适用本项目的申请，这一通知将在 FDA 受理原始文件后 74 日发布。项目申请 74 日通知函内计划评审时间将包括内部中期评审会议预计日期。该函还将包括是否要召开咨询委员会会议，讨论申请的初步计划。

4. 审查绩效目标：FDA 在本项目内提交的 NME NDA 和原始 BLA 文件，PDUFA 审查期限自 60 日立卷审查期截止日起计算，而后者自 FDA 收到原始文件之日起计算。前述申请审查绩效目标如下

a）标准 NME NDA 和原始 BLA 受理日 60 天后 10 个月内，审查和答复其中 90% 的申请。

b）优先 NME NDA 和原始 BLA 受理日 60 天后 6 个月内，审查和答复其中 90% 的申请。

5. 中期通知：RPM 和 FDA 评审组其他相关成员（如：跨学科团队负责人［CDTL］），通常会在药监局中期审评会议后 2 周内致电申请人，并向申请人提供其申请最新状态。内部中期审评会议日程安排将根据 GRMP 指南执行。RPM 将协调致电申请人的日期和时间。

a）最新状态包括：审评组迄今为止发现的任何重大问题，任何需求信息，重大安全问题信息和初步审查组关于风险管理、后期会议预计时间、AC 会议计划更新（如 AC 会议可以预期），以及余下的审查周期的重要项目时间点。

6. 专业审评(DR)意见书：FDA 审评组将遵守下述 DR 意见书发布指南。

由于申请提交时材料本应完整，FDA 计划完成第一轮和第二轮专业审评，并在预计后期会议之前，完成 DR 意见书。如 DR 意见书并未在预计后期会议之前发放，学科实质问题将在第 7（b）（1）条所述简要备忘录内说明。

7. 后期会议：对于审评项目内的所有申请，FDA 评审组和申请人会在

评审周期后期开展会议，讨论申请评审的状态。

a）后期会议中，FDA 代表包括申请签字机关，相关学科的评审组成员，以及评审指出实质问题所属学科的相关团队负责人和 / 或监管人。

b）对于将在咨询委员会（AC）会议内讨论的申请，后期会议将在 AC 会议召开 12 天之前召开。FDA 预计 AC 会议召开的时间不得迟于 PDUFA 目标日期前 3 个月（标准评审）或 2 个月（优先评审）。

药监局后期会议概述将包括：药监局 AC 会议背景文件（该文件将在 AC 会议召开前 20 日内寄送给申请人），包括截止日期前的所有专业学科的评审意见书、REMS 或其他风险管理措施需求当前评估以及评审组简要备忘录（说明实质申请问题，包括潜在问题和 / 或 AC 会议讨论点）。FDA 试图在 AC 会议召开前 2 天向申请人和 AC 提供关于 AC 的最终问题。

c）对于不在 AC 会议内讨论的申请，通常将在 PDUFA 目标日期前 3 个月（标准评审）或 2 个月（优先评审）召开后期会议。

（1）后期会议药监局背景文件，将在会议召开 12 天前寄送申请人，其中包括截止日期前的所有专业学科的评审意见书，REMS 或其他风险管理措施当前需要评估，以及审评组简要备忘录（说明实质申请问题）。

d）后期讨论潜在话题包括迄今重大缺陷；AC 会议讨论问题（如计划）；REMS 或其他风险管理措施当前需要评估；评审组对申请人的信息要求；以及申请人计划提交的额外数据或分析。

（1）关于提交额外数据或分析，FDA 评审组和申请人将讨论前述数据或其提交是否会构成重大修改，或造成 PDUFA 目标日期延期。

8. 审查：FDA 目标在于在收到原始优先申请后 6 个月内，或收到原始标准申请后 10 个月内，完成申请所有 GCP、GLP 和 GMP 审查。这就需要在评审周期末 2 个月内，尝试解决审查指明的任何缺陷。

9. 质量系统：作为项目管理审查质量系统方式，FDA 将应用记录体系，记录评审组审查本项目内各申请时重要事件的绩效。

a）重要事件包括：NDA/BLA 预审会议、完整申请内容协议；原始申请提交后 30 个日内提交任何申请成分（根据每一次的 NDA/BLA 预审会议）；签发 74 日函；完成与申请人之间的中期沟通；完成初审和二审；DR 意见书；交换后期会议文件；开展后期会议。

b）进度跟踪信息将有助于评审管理，并便于独立第三方开展后续分析。PDUFA 年绩效报告将汇总并报告跟踪系统绩效信息。

B. 项目评估

第 IIA 条所述项目将由独立承包人评估，后者对于评估生物制药学发展和监管评审项目具有丰富的经验。评估开始前，将向公众发布工作说明书以征求公众意见。项目进程中将开展多次评估。评估指标包括：申请人和 FDA 是否遵守当前 GRMP 指南，原始提交时申请材料是否完整，申请人主动修改次数，74 日函签发时间是否妥善，中期沟通，是否提供后期会议备忘录（说明潜在问题和疑问，供 AC 会议考虑）和专业学科审评意见书；第 IIA 条所述项目特别事件；批准时间；第一审评周期批准申请比例；由于重大修改而延期审查的申请比例。FDA 在第一审评周期结束采取监管行为后，独立承包人将评估沟通、专业审查意见书和后期会议。适用时，评估将包括申请人和审评组成员之间的面谈。

1. 中期评估：项目中期评估将于 2015 年 3 月 31 日发布，并征求公众意见。2015 年 6 月 30 日前，FDA 将召开公众会议，期间公众利益相关人可就项目迄今成就表达各自观点，包括：提高第一审评周期程序效率；减少新药和生物制品最后必须审评周期次数；确保患者及时服用安全高效的高品质新药和生物制品。在公众会议期间，FDA 将讨论中期评估发现，包括独立缔约人面谈中申请人和 FDA 评审组所有匿名反馈的整合。FDA 还将解决迄今已指明的任何问题，包括拟用于提高项目成功可能性的措施。

2. 最终评估：项目最终评估将于 2016 年 12 月 31 日发布，并征求公众意见。FDA 将在 2017 年 3 月 30 日之前召开公众会议，期间公众利益相关人可就项目迄今成就表达各自观点，包括：提高第一审评周期程序效率；减少新药和生物制品最后必须审评周期次数；确保患者及时服用安全高效的高品质新药和生物制品。在公众会议期间，FDA 将讨论最终评估发现，包括独立承包人面谈中申请人和 FDA 评审组所有匿名反馈的整合，并讨论已指明的任何问题以及解决这些问题的计划。

Ⅲ. 第一评审周期绩效

A. 立案审查鉴别问题通知

1. 绩效目标：对于原始 NDA/BLA 申请和疗效补充申请而言，FDA 将通过信函、电话会议、传真、安全邮件或其他相应的方式向申请人报告实质审查问题。

2. 前述沟通将在 FDA 收到原始申请文件后 74 日内执行。

3. 如果立卷审查期间，FDA 审查没有发现实质问题的，FDA 将如实通知申请人。

4. FDA 立卷审查是申请的初步审查，并不会指出随后评审周期内可能发现的缺陷。

5. FDA 将在 90% 的申请目标日期前，通知申请人该实质审查问题。

B. 计划审查时间表通知

1. 绩效目标：对于原始 NDA/BLA 申请和疗效补充申请而言，FDA 将在立卷审查期间向申请人通知计划审查时间表。通知信息包括评审部门就拟议标签、上市前要求和药监局要求的上市前承诺向申请人进行反馈的目标日期。

2. 立卷审查鉴定问题通知将在 FDA 自收到最初提交文件后 74 天内发放，其中包括拟定的评审时间表。

3. 计划评审时间表将按照《审查人员和行业指导：PDUFA 产品良好评审质量管理规范》（GRMPs）执行，考虑单一生物仿制药生物制品申请的特殊范围。

4. 计划评审步骤时间表将依据提交的申请为基础。

5. 对于 90% 的申请和疗效补充申请，FDA 将通知申请人该计划评审时间表。

6. 如 FDA 裁定申请内存在重大缺陷，则阻碍在拟定的评审步骤时间表目标日期之前开展关于标签、上市前要求或上市前承诺讨论（如批准前未能说明疗效、重要安全问题、新研究需求或现有数据大量重新分析），FDA将按照 GRMPs 要求，在目标日期之前将该裁定告知申请人。这种情形下，将视为符合计划评审时间表。FDA 裁定将以信函、电话会议、传真、安全邮件或其他适宜方式告知申请人。

7. 为加速新药和生物制品的发展，通常会在拟定的目标日期之前，下发专业审查意见书，说明申请缺陷，并针对标签、上市前要求和药监局要求的上市前承诺开展讨论。

8. 如果申请人提交重大修改（如需关于重大修改的额外信息，见第 XVI.B 条重大修改），评审部门选择在评审周期内审查该修正的，则原定的审评时间表则不再适用。根据 GRMP 指南潜在的原则，除少数特殊情形下，FDA 下达延长评审期限的决定仅限于少数情形，即新信息的评审可以解决剩余申请问题，促成在当前评审周期内得出批准结果的情形。

- 如果评审部门判定该重大修改将导致延长 PDUFA 评审期限的，评审部门将在期限延长时告知申请人新计划的评审时间表，包括反馈拟定标签、上市前要求和药监局可能要求的上市前承诺的全新评审时间。

- 在极少数情形下，如果评审部门决定该重大修改将不会导致延长 PDUFA 评审期限的，评审部门将保持原定的计划审查时间表，或向申请人告知新定的审查时间表。

- 评审部门做重大修改评审决定后，将立即通知申请人，同时说明原定的评审时间表是否仍然适用。

- 对于原始 NME NDA 和原始 BLA 申请而言，新定审评时间表将包括新定的中期评估会议时间（该时间依评审过程中接受重大修改审查的时间而定）。

C.审评时间表绩效报告

1. FDA 将在会议中报告 PDUFA 年度绩效报告内立卷审查鉴别问题通知中所包含计划审查时间表目标的履行情况。

2. FDA 将在会议中报告 PDUFA 年度绩效报告内关于标签意见、上市后要求和上市后承诺要求的通知计划审查时间沟通表的履行情况。PDUFA 年度绩效报告将包括符合标签意见、上市后要求和上市后承诺的通知计划目标日期的申请比例。该报告还将根据目标日期的标签意见、上市后要求和上市后承诺要求通知，说明符合计划审查时间表的频率，以及由于 FDA 在最初计划的时间判定申请内存在重大缺陷阻碍标签意见、上市后要求和上市后承诺要求的通知，而未能下发任何通知的频率。在计划审查时间表目标日期后 7 日内，签发标签意见、上市后要求和上市后承诺要求的通知，或 FDA 判定重大缺陷会阻碍开启讨论的通知，将视为已遵守目标日期。FDA 还将报告由于药监局决定审查主动重大修改或非主动重大修改（不会造成审查延期的），而不能适用审查时间表的次数（除非评审部门选择保留原定计划审查时间表）。

Ⅳ.审查专利名称，减少用药错误

为增加患者的安全性，FDA 将利用使用者费用开展多项措施，减少因专利名称书写或发音相似、模糊标签缩写、首字母缩写、剂量设计以及易错标签和包装设计而造成的相关用药错误。

A.评审绩效目标——药品/生物制品专利名称

1. IND 阶段（第二阶段早期）提交的专利名称

a）在收到专利名称提交文件后 180 日内，评审其中 90% 的文件。通知申请人是否暂时接受该专利名称。

b）如果判定为驳回该专利名称的，申请人可要求复议，并提交证明性数据书面辩驳书，或请求在 60 天内召开会议，讨论原决定（必须具有会议文件）。

c）如果判定为驳回该专利名称的，前述评审绩效目标同样适用于提出包含证明性数据的复议书面请求，或提交新专利名称。

d）如果需要展开评审，提交文件必须完整。

2. NDA/BLA 申请中提交的专利名称

a）在收到 NDA/BLA 申请专利名称提交文件后 90 日内，评审其中 90% 的文件。通知申请人是否暂时接受该专利名称。

b）如果申请人（在第二阶段末的 IND 阶段中）已经提交专利名称，并且获得暂时接受的，应根据前述评审绩效目标，进行补充评审。

c）如果判定为驳回该专利名称的，申请人可要求复议，提交证明性数据书面辩驳书，或要求在 60 天内召开会议，讨论原决定（必须具有会议文件）。

d）如果判定为驳回该专利名称的，前述评审绩效目标同样适用于提出包含证明性数据的复议书面请求，或提交新专利名称。

e）如果需要展开评审，提交文件必须完整。

V. 重大纠纷解决

A. 程序：对于涉及人用药品申请和补充申请的流程或科学事项（定义见 PDUFA），签字机关不能解决的（如，原计划向上一级机关提出上诉的，在评审所有上诉材料后，向签字机关提出复议请求），中心将在收到书面上诉后30天内给予上诉答复。

B.绩效目标：中心将在收到书面上诉后30日内，给予90%的上诉答复。

C.条件：

1.申请人应尝试在签字机关层次解决流程性或科学问题。如果不能解决的，应将该问题上诉至上一层级的组织机关（并抄送签约机关），然后，如有必要，还可以上诉至再上一层级的组织机关。

2.无论批准或驳回上诉，相关组织机关应给予口头或书面答复，如口头答复，则须在授予口头通知后14日内给予书面确认。

3.如果决定驳回上诉的，答复时应说明驳回理由，以及申请人为说服药监局推翻该决定可采取的措施。

4.在某些情形下，为得出上诉判决，可能还需要从其他方处获得进一步数据或材料。在这种情形下，"答复"时应说明获得相关信息的计划（如：向申请人要求进一步信息，安排与申请人的会议，安排下一场预定咨询委员会的讨论问题）。

5.在这些情形下，药监局收到所需信息（包括咨询委员会的任何意见）后和上诉受理人自收到所需信息后，同样拥有30天时间，驳回或批准上诉。

6.同理，如果决定驳回上诉的，答复时应说明驳回理由，以及申请人为说服机关推翻该决定可采取措施。

7.注意：如果药监局决定将问题呈交于咨询委员会，但截至下一次计划咨询委员会会议已不足30天的，为遵守咨询委员会行政程序，将在再下一次咨询委员会会议内提出问题。

Ⅵ.临床中断

A.程序：如临床出现中断的，申请人提交完整答复后，中心应在药监局收到此类答复后30天内向申请人答复。

B.绩效目标。中心将在药监局收到申请人答复后30日内，给予其中90%的答复

Ⅶ.特别研究方案问题评估和协议

A.程序：经申请人特别要求（包括申请人提出特别问题）后，药监局将评估特别研究方案和相关问题，评定设计是否能够符合申请人的科学和管理要求。

1.申请人应针对方案设计和科学监管要求提出限定数目的问题，并寻求一致意见（如：致癌性研究适当剂量范围、考虑预期临床剂量；临床终点是否足够支持特定疗效要求）。

2.药监局收到研究方案和特别问题后45天内，将向申请人提交书面答复，简要说明方案评估，并对申请人问题进行答复。如果药监局认为方

案设计、执行方案和数据分析不足以完成申请人目标的，答复中还要说明拒绝的理由。

3. 符合项目资格的方案包括：作为疗效要求重要依据的临床实验致癌性方案、稳定性方案和第三阶段方案。对于符合综合方案评估的第三阶段方案，申请人必须与审评部门完成第二阶段会议或第三阶段预备会议，因此评审部门可以了解开发环境，并且在该环境下对方案进行评审，并答复问题。

4. 注意：对于将使用 E 类或 H 类开发方案的产品，本条所述第三阶段应指作为以疗效要求主要依据的试验，无论药品开发进行到哪一阶段。

5. 根据前述流程审查该方案后，如果药监局已就设计、实施和分析达成合意，而且方案试验结果证实了方案的假设，药监局认为方案数据可以作为批准产品的部分依据。这里，有一个基本的协议，即药监局针对该流程审查方案设计、实施和分析达成合意后，除非在流程方案评估时没有注意的公共卫生问题非常明显，药监局此后将不会更改其关于设计、实施或分析的观点。

B. 绩效目标：在时间表内，完成 90% 的特别方案评估和协议请求，并返还申请人。

C. 报告：药监局将记录并报告原始特别研究方案评估以及重新提交的原始特别方案评估文件数目。

Ⅷ. 会议管理目标

A. 会议请求回复

1. 程序：自药监局收到正式召开 A 类会议的业内请求后的 14 日内，或者自药监局收到正式召开 B 类或 C 类会议（即，议程已排定的面对面会议、电话会议、视频会议、或书面答复）的业内请求后的 21 个日历内，CBER 和 CDER 应书面通知（以信件或传真的方式）请求单位会议日期、时间和地点以及中心预计出席会议的人员。就新药预审会议请求和 C 类会议请求而言，申请人可请求书面答复其问题，取代面对面会议、视频会议或电话会议。部分情况下，即使申请人请求召开面对面新药预审会议或 C 类会议，药监局仍可决定就申请人的问题提供书面答复为回应该类会议请求的最佳方法。药监局决定可通过书面答复请求单位的问题妥善满足请求单位的会议请求以后，FDA 应通知请求单位其计划发送书面答复的日期。

2. 绩效目标：对于 90% 的 A 类会议请求，FDA 须在 14 天内提供该通知，对于 90% 的 B 类会议和 C 类会议请求，FDA 须在 21 天内提供该通知。

B. 会议议程

1. 程序：会议日期应反映中心所有相关人员能够出席会议的有效日期，并且不得与申请单位的其他经营活动相冲突；但会议议程须与请求召开会议的类型一致。就任何类型的会议而言，药监局收到相关会议请求之日距会议请求召开日期应大于 30、60 或 75 个（视具体情况而定）日历日，则会议日期应在请求召开日期后的 14 日内。

a）自药监局收到 A 类会议请求后的 30 日内应召开会议。

b）自药监局收到 B 类会议请求后的 60 日内应召开会议。决定通过书面答复回应新药预审会议请求的，自药监局收到会议请求后的 60 日内，FDA 应发送书面答复。

c）自药监局收到 C 类会议请求后的 75 日内应召开会议。决定进行书面答复的，自药监局收到会议请求后的 75 日内，FDA 应发送书面答复。

2. 绩效目标：90% 的会议须在规定的时间范围内举行，并且 90% 的书面答复须在规定的时间范围内发送。

C. 会议记录

1. 程序：药监局应准备会议记录，并在会议结束以后 30 日内提供给申请方。会议记录应列明各项重要共识、分歧、有待进一步讨论的问题以及任务项目，但不必过于详细。药监局就新药预审会议请求或 C 类会议请求发送书面答复的，不需要准备会议记录。

2. 绩效目标：90% 的会议记录须在会议日期后的 30 日内发布。

D. 条件

为了使会议达到上述绩效目标：

1. 应（以信件或传真的方式）向评审部门提交书面请求；

2. 信件中应提供以下信息：

a）有关会议目的的简短声明，但就新药预审会议和 C 类会议而言，还应说明申请人提议召开面对面会议还是提议药监局发送书面答复；

b）请求单位希望会议取得的具体目标/结果的清单；

c）建议议程，包括每项议程项目预计花费的时间；

d）预计外部出席人员的名单；

e）中心受邀人员/学科代表的名单；

f）向中心发送会议支持文件（即，"会议简报"）的适当时间（即，会议召开以前"×"周），但就 A 类会议而言，应确保中心在会议请求发送时收到会议简报，就 B 类和 C 类会议（包括被提供书面回复的会议）而言，应确保中心至少在会议计划召开日期以前 1 个月内收到会议简报。

3.药监局同意，会议应是有用的（即，会议不得过早召开或明显不必要）。但是，除非情况非常特殊，否则，药监局应满足任何"B 类"会议请求。

4.一般情况下，涉及 REMS 或上市后要求的会议应归为 B 类会议：上市申请评审范围以外出现的 REMS 或上市后要求。

5.一般情况下，申请人在 FDA 采取批准（即，签发完整答复信）除外的监管行动以前三个月内请求召开的事后会议应归为 A 类会议。

6.关于 FDA 与申请人之间的正式会议，FDA 应在 2013 财年结束以前发布修订之后的指南草案。

为了获取有关建议会议程序的更多信息，建议申请人查阅现行 FDA 指南。

Ⅸ.加强科学监管和推进药物开发

为了加强 FDA 和申请人在药物开发期间的沟通以及应对临床试验终点

评估工具、生物标志物及药物基因组学、荟萃分析、及罕见病药物开发等领域内新兴科学的挑战，FDA 应开展以下活动：

A. 通过加强 FDA 和申请人在药物开发期间的沟通推动创新

1. FDA 认为，在药物开发期间及时与申请人进行互动沟通是药监局的一项核心活动，有助于药监局实现促进药物开发项目高效实施，反过来，药物开发项目能够及时向美国公众提供安全、有效的新药从而改善公众健康。

2. 2013 财年结束以前，FDA 应在 CDER 新药办公室设立专门的药物开发沟通和培训人员，并且增加 CBER 生产企业支持人员的数量。上述人员应专注于加强 FDA 和申请人在药物开发期间的沟通。

3. CDER 药物开发沟通和培训人员应包括①联络专员和②培训人员。联络专员负责促进 FDA 与申请人进行一般交流以及在部分情况下进行特别交流，培训人员负责培训 CDER 人员以及向申请人群体传播最佳实践。

4. 联络专员应由符合以下条件的人员担任：拥有药物评审流程方面的经验和知识（部分情况下，可由评审部门选派）、定期与评审部门人员进行交流、以及擅长促进申请人和 FDA 人员之间的沟通。

5. 为了加强评审团队和申请人之间的沟通，联络员应执行一系列必要的任务，包括辨别和传播有助于加强沟通的最佳实践、以及为评审人员开发培训计划。另外，联络员还应协同申请人的相关方为申请人开发培训项目，并且接收有关 FDA 为了在药物开发期间实现最佳沟通实践而实施的项目的反馈（比如，参加研讨会和其他会议并在会议上向申请人群体传达 CDER 的政策和实践以及接收有关建议改进措施的反馈）。

6. 联络专员应作为以下申请人的联系点：关于药物开发提出常见问题的，或关于应向哪个评审部门寻求问题解答需要说明的。另外，联络专员还应作为以下申请人在 CDER 内的第二沟通点：就 IND 与评审团队进行沟通时遇到问题的（比如，申请人初次向评审团队发出请求以后 30 天内，评审团队未能就申请人提出的简单问题或需要说明的问题或移交正式会议流程的请求提供回复的）。这种情况下，联络专员应协助进行问题评估并协同评审团队和申请人推动问题解决。

7. 2014 财年结束以前，OND 药物开发和沟通人员应向 CDER 参与 IND 评审的所有人员提供培训。培训内容应包括：

a）CDER 的以下观点：在药物开发期间及时与申请人进行互动沟通是药监局的一项核心活动，有助于药监局实现促进药物开发项目高效实施，从而及时向美国公众提供安全、有效的新药以改善公众健康。

b）将申请人请求整理分类，然后送交评审团队征求最佳实践的建议以及及时传达就简单问题和需要说明的问题或将更为复杂的问题移交正式会议，请求作出最佳的回复实践。

c）评审团队与申请人进行沟通的最佳实践，包括确定明确的预期和共识，适当的机制（比如，何时举行电话会议或通过安全电子邮件进行沟通是最为适当的沟通方法）以及沟通的频率。

d）OND 联络专员具促进 CDER 加强与药物开发申请人进行药物开发沟通方面的作用。OND 联络员在药物开发期间是申请人与监管机构联系的主要渠道，并负责处理审评小组不能及时有效地与申请人沟通交流的问题。

8. 2015 财年第二季度结束以前，FDA 应发布适用于评审人员和制药行业的指南草案，其中应描述 FDA 与 IND 申请人在药物开发期间进行沟通的最佳实践。该指南应描述 FDA 有关及时与申请人进行互动沟通为一项核心活动的观点、评审团队和申请人进行适当交流的范围，列明申请人在实施药物开发项目期间适合向 FDA 征求意见的类型，描述有关 FDA 回复申请人所提出的简单问题和需要说明的问题或将更为复杂的问题移交正式会议流程的请求的一般预期和时间，以及描述促进 FDA 评审团对于申请人在药物开发期间进行交流的最佳实践和沟通方法（包括面对面科学对话的价值）。FDA 应在上述指南草案的评论期结束以后 18 个月内发布最终版指南。

B. 增强荟萃分析方法的科学性

1. 设立具备适当专业知识的专门评审团队负责评价不同的科学方法以及探索在 FDA 进行监管评审的过程中用于荟萃分析的科学方法和最佳实践（包括方法限制）的实际应用。

2. 2013 财年结束以前，举行公开会议并邀请相关方在会议上讨论适用于荟萃分析的现有及新兴科学，以及帮助相关方提供对 FDA 在进行监管评审的过程中使用荟萃分析的反馈和输入。

3. 在考量通过上述公开会议收到的反馈和输入的条件下，在 2015 财年结束以前发布一份指南征求意见稿，其中应描述 FDA 计划在进行监管评审的过程中使用荟萃分析的方法。该指南应促进药监局、制药行业以及荟萃分析涉及的其他相关方之间取得更好的理解以及更高一致性，并促进他们更好地发挥在监管决策方面的作用。

4.公共评论期结束以后一年半内完成最终版指南（或者，适当的情况下，修订以后的指南草案），其中应描述 FDA 计划在进行监管评审的过程中使用荟萃分析的方法。

C. 增强生物标志物和药物基因组学的使用

1.培养职员对于涉及复杂生物标志物和药物基因组学问题相关文件的审评能力。临床审评部门以及临床药理学和统计审评学科融入这一额外能力后，能够确保职员更加深入了解申请审查中生物标志物的使用，以及审查流程中合格生物标志物的有效标注。

2.培训 FDA 职员关于新药物申请药物基因组学审查的方法。相关培训将集中于以下方面：促进对开发项目（包括涉及伴随诊断的项目）中药物遗传学标志物和其他生物标志物使用中所面临挑战的理解，寻找解决这些挑战的方式，以及通过了解药物开发项目生物标志物使用申请评估最佳实践，促进监管审查一致性。

3. 2013 财年年末，召开公众会议，讨论生物标志物和药物基因组学的当前状况和潜在策略，促进监管和非监管环境下的科学交流。

D. 增强患者报告结果（PROs）和其他终点评估工具的开发

1.培养职员关于更高效回复涉及患者报告结果和其他结果评估工具文

件的临床和统计能力。这些职员将在 IND 和资格协商中推行关于结果评估工具审查和资格的最佳实践，促进相关工具的发展。职员应具备关注审查和限制终点评估工具的额外能力，包括与申请人之间进行 IND 协商，而审评部门职工须具备促进评估前述工具的能力，此外，还要不断增加对审评成员间评估工具的掌握。这些活动要求职员要增强对结果评估工具开发挑战、克服挑战的潜在战略，和 FDA 审评途径、限制和药物开发流程工具使用一致性的了解。

2. 2014 财年末，召开公众会议讨论 FDA 药物开发工具合格标准、新测量理论和跨国试验影响。

E. 增强罕见病药物开发

1. 到 2013 财年末，FDA 将在新药办公室内完成 CDER 罕见病项目人员配置和实施计划，以及中心主任办公室内 CBER 罕见病联络。

2. FDA 将增加五名 CDER 罕见病项目人员，并建立 CBER 罕见病联络岗位。

3. 在现有的基础上，两中心罕见病项目职员将筹备并发布相关指南和政策，增强对罕见病药品和生物制品的开发，包括加强 FDA 评审员对药品研究的理解；考虑非传统临床开发项目、研究设计、终点和统计分析；通过上市后研究识别特别挑战；鼓励评审员评估罕见病药品调查研究和市场应用时，进行灵活科学的判断。罕见病项目职员还将涉及药品开发行业和患者代表和组织的工作。

4. 到 2014 财年中旬，通过罕见病项目，FDA 开展公众会议，讨论罕见病药品研究临床试验中的复杂问题，如：终点选择、替代终点的使用 / 加速批准，和主要终点临床意义；合理安全暴露；剂量选择评估；和患者报告结果工具开发等。讨论参与人有：FDA 职员、学术和临床专家，和行业专家。FDA 将在官网中公开发布会议摘要。

5. 到 2015 财年末，FDA 将开展并落实罕见病药物开发、审评和批准相关职员培训。培训将面向所有 CDER 和 CBER 评审员，并将成为评审员的核心课程。这次培训的主要目的是促使评审员了解罕见病申请中面临的相关挑战以及解决这些挑战的策略；促进罕见病申请评审和管理的最佳实践；鼓励评审员在评审和管理罕见病申请时做出灵活、科学的判断。培训还将重视罕见病项目员工作为评审组成员的职能，促使申请和评审组在科学和监管模式中的一致性。

6. 到 2016 财年末，FDA 将通过罕见病项目，开发评估工具，用以评估罕见病项目活动（包括评审员培训）开展的成功情况。成功与否的潜在评估方式有：开发罕见病申请追踪系统，追踪从罕见病 IND 申请开始至上市后的情况；评审员接受罕见病特殊培训人员增加，罕见病药物开发监管和生物医学活动数目增加；罕见病申请 PDUFA 目标会议。

X. 增强监管决策中的获益 – 风险评估

A. FDA 将开发一项五年计划，进一步发展和落实新药批准流程中的结构化获益 / 风险评估。FDA 将在 2013 财年第一季度末公布计划草案，征求公众意见。FDA 将在 2013 财年第四季度末，开始实施该计划，落实上市前和上市后人用药品评审流程中评审部门的获益风险框架，药监局将按要求更新计划，并将在 FDA 官网内公告所有更新内容。

计划包括：

1. 关于 FDA 拟通过药监局当前实践，在人用药品开发生命周期内，整合结构化获益 / 风险架框的描述。

2. 自 2014 财年第一季度起，开展两处公众研讨会，从监管者角度，考虑获益 – 风险的计划。第一处研讨会将主要关注各项框架和措施的讨论，以及其关于监管决策的应用。第二处研讨会将主要关注监管机构在药品上市前后审查流程中落实框架的成果和教训。

3. 关于确定人用药品审查流程获益 – 风险框架影响的评估计划。评估时，将考虑框架在促进决策和评审组跨学科讨论时的功效，风险管理计划决策、新评审员培训、监管决策交流。同时，评估还将特别关注框架对获益和风险考虑事项达到平衡的支持和促进程度、连贯系统的讨论和决策方式，以及获益和风险通知。

B. FDA 将酌情修改 CDER 临床审查模板、办公室和部门主管备忘录模板以及相应政策程序手册（MaPP）[和 CBER 同等文件]，并在（A）条所述五年计划时间表内将结构化获益 / 风险评估整合并入人用药品评估流程。

C. 在 PDUFA V 期间，FDA 将启动公开流程，指定一组可以从更加系统化、扩张性的方式中获益的疾病领域，获得关于疾病严重程度或未满足医疗需求的患者视角。FDA 每年将召开四次会议（PDUFA V 期间，CDER 将召开 17 次会议，CBER 将召开 3 次会议），每次会议关注的疾病领域不同。

与会者将来自 FDA 评审部门、相关患者权益组织和其他利益相关者。每次会议后，FDA 将公布会议进程和关于 FDA 疾病严重程度或未满足医疗需求的综合分析表。这些将促进对疾病严重程度的理解，以及对医疗设备现有状态的评估，疾病严重程度和医疗设备现有状态是 FDA 监管决策和沟通方面现行获益－风险框架的重要因素。头两次会议后，FDA 将针对如何在药监局决策中应用前述视角，提出相关建议。

此外，FDA 促使患者代表作为 CDER 和 CBER 特别政府职员顾问，在医疗产品开发流程初期提出患者观点，并确保在监管讨论时能够考虑这些观点。

D. FDA 将培训职员审查和管理（B）项所述经修正的模板和政策程序手册，并在五年计划规定时间内整合结构化获益／风险评估并入监管评审流程。

XI. FDA 药品安全系统优化及其现代化

FDA 将继续利用使用者费用，优化美国当前药品安全系统，促进药品安全系统现代化，采用新科学方式，提高现有检测、评估、预防和减缓工具的不良事件，增强上市前和上市后评审人员之间的沟通和配合。药品安全系统优化将通过增强患者保护，增加急需医疗产品获取途径，促进公众健康。使用者费用将用于：①通过衡量风险评估和减缓策略（REMS）有效性，以及评估利益相关者投入方式，改进 REMS，使其能够更加完整地融入日益发展的现有医疗体系。②持续开发和落实监测系统。

A. 衡量风险评估和减缓策略（REMS）有效性，标准化 REMS 并进一

步整合融入医疗体系

FDA 将利用使用者费用，持续开发 REMS 标准化技巧，并利用利益相关者资源，努力使其更加完整地融入日益发展（如：更加电子化）的现有医疗体系。

1. 到 2013 财年底，FDA 将筹备并发布相关指南，指导应该如何应用法定标准，确定是否 REMS 以确保药品获益高于风险。

2. 到 2013 财年底，FDA 将适时召开一次或一次以上公开会议，组织医药产业、其他政府医务人员、患者团体和其他医疗服务领域合伙人，探索 REMS 标准化的战略，减轻从业人员、患者和其他医疗机构人员落实 REMS 的负担。为了进一步整合 REMS 至医疗服务体系，FDA 将在 2014 财年第三季度前发布结果报告，在下述领域中至少确定一项重点工程，项目工作规划包括：药学体系、处方医生教育、患者获益 / 风险信息知悉和实践。

3. 到 2013 财年底，FDA 将召开一次或一次以上方法学公开研讨会，评估 REMS 能够减轻其预期风险以及 REMS 的有效性和影响，包括针对患者、个人从业者以及医疗服务体系整体负担的评估方法。2014 财年前，FDA 将发布 REMS 评估方法学指南。该指南应明确说明，以确定带有"保证安全使用元素（Elements to Assure Safe Use，ETASU）"的 REMS 是否：①含有药品标签所述的特定严重风险，和②考虑到已知风险，是否会严重影响患者获得药品的途径，造成患者沉重负担。

B. 药品安全性问题（可能需要监管部门采取相关措施）评估监测工具

FDA 将利用使用者费用基金，开展一系列活动，决定能否使用监测工具评估药品安全性问题，这些安全性问题可能需要监管部门采取相关措施，如：改变标签、PMRs 或 PMCs。活动主要针对影响药品类别或多种药品的问题。

1. 到 2013 财年底，FDA 将邀请利益相关者参与公开会议，讨论现行和新兴监测项目，推动利益相关者就监测项目的反馈和投入，促进前述目标的实现。

2. FDA 收到公开会议中的反馈和投入后，2013~2017 财年间，FDA 将资助 4~6 个活动，包括多类产品或特定药物类别研究或方法开发。这些活动主要目的是进一步评估安全性，在过去案例中，这些信号一直是采取措施的依据，或在广义上，这些活动还将会帮助监测系统评估基于人群的数据库中其他信号类型的效用和有效性。下述为潜在活动样例：

a）扩大自 H_1N_1 流行起实施的监督活动机制，代替生产企业大型专门研究收集的信息。

b）评估类别内不良事件的风险（如心血管事件、自杀倾向）

3. 到 2015 财年底，FDA 将开展（或按合约资助）中期评估，评估监测系统提醒监管部门采取相关措施（如改变标签、PMRs 或 PMCs）以管理安全性问题、限制和相关使用。

4. 到 2017 财年底，FDA 将开展（或按合约资助）评估，评估监测系统提醒监管部门采取相关措施（如改变标签、PMRs 或 PMCs）以管理安全性问题、限制和相关使用。

C. 开展并支持旨在实现药物警戒流程现代化的活动

1. 持续利用扩展数据库资源：对药物安全计划进行改革的一项关键步骤是最大化用于不良事件信号检测和风险评估的工具有用性。应继续使用消极自发报告除外的数据（包括基于人群的流行病学数据和其他类型的观察数据）增强 FDA 在以下方面的能力：有针对性地开展上市后监测、评估药物的类效应以及利用潜在地不良事件报告系统（AERS）提供的数据（报告除外）进行信号检测。FDA 应继续对现有人员进行上述资源使用方面的培训和发展，并应开发必要的信息技术基础设施来支持获取和分析上述资源提供的数据。

D. 信息系统和基础设施

为了支持 FDA 获取并分析上市后药物安全性数据以及管理新出现的药物安全性信息，FDA 应继续指使药监局对以下标准化信息系统采取行动：

1. 增强型不良事件报告系统和监测工具；

2. 用于支持访问和分析外部关联数据库的 IT 基础设施；

3. 工作流程跟踪系统。

Ⅻ. 通过执行电子申报要求改善人用药评审效率，以及实现电子药物申请数据标准化

A. 为了提高 FDA 评审 NDA、BLA 及 IND 的质量和效率，2012 年 12 月 31 日以前，FDA 在与相关方（包括制药企业和其他研究申请人）进行协商的条件下就申请书电子版的标准和格式发布一份指南草案。

B. 上述指南草案的公开评论期结束以后 12 个月内，FDA 应发布最终版指南。发布 24 个月后，该最终版指南及其将来发生的任何修订方可对申请人及生产企业具有约束力。

C. 应根据以下时间计划表逐步实施电子提交要求

1. 指南最终版发布后二十四（24）个月过后：所有新增 NDA 和 BLA 原始申报资料、所有新增 NDA 和 BLA 疗效补充及修正、所有新增 NDA 和 BLA 标签补充及修正、所有新增生产补充及修正以及所有其他新增 NDA 申报资料。

2. 指南最终版发布后 36 个月过后：提交所有商用 IND 原始申报资料及修正，《联邦食品药品和化妆品法案》第 561 条规定的申报资料除外。

D. 由于更换监管申报和评审软件需要重大投资，因此，FDA 初版指南应规定使用版本为 3.2.2 的 eCTD 提交申请，经过通知并向相关方提供机会进行讨论，FDA 确定使用其他版本有助于进一步提高申请人的提交效率或 FDA 评审效率的情况除外。一般情况下，即使修订以后的最终版指南要求使用新版本的电子标准或格式提交申报资料，FDA 仍然应在不短于 24 个月的时间内受理使用先前版本提交的申报资料。

E. 临床术语标准

根据在 2017 财年开始以前完成临床数据术语以及详细实施指南的目标，FDA 应委托开放标准开发组织〔即，临床数据交换标准协会（CDISC）〕开发标准化的临床数据术语，在此期间，FDA 应使用允许相关方提供输入的公共流程。

1. FDA 应为显著的治疗适应证开发项目计划，其中应规定评审部门应优先开发临床数据标准。2013 年 6 月 30 日以前，FDA 应发布项目计划建议案供相关方进行评审和发表意见。FDA 应每年对项目计划进行更新并发布。

F. 为临床数据除外的数据开发术语标准：为了满足 FDA 已识别的非临床数据对标准的需求，FDA 应请求公众对现有数据标准的使用以及委托现有标准开发组织开发新标准或提炼现有标准发表意见。为了征求上述公众意见，FDA 应刊登一份《联邦公报》通知，其中须规定 60 天的评论期。

G. FDA 应定期更新并发布最终版指南，其中须指明申请人通过申请提交数据时必须遵守的确定数据标准、格式和术语。就研究数据标准而言，应预先使用新的数据标准和术语，但是可要求 FDA 就该数据标准和术语发布最终版指南 12 个月过后开始的研究遵守该数据标准和术语。

XIII. 报告 PDUFA V 执行进度及继续执行 PDUFA IV 方案

FDA 每年应在网站上汇报第 IX 条、第 X 条、第 XI 条和第 XII 条所述的每项 PDUFA V 方案的执行进度。上述年度报告应包括以下内容：描述 FDA 为了支持第 IX 条、第 X 条、第 XI.A 条、第 XI.B 条和第 XII 条所述的新方案雇佣及配置新员工的情况以及使用 PDUFA 资源的情况；以及（b）有关上述各项条款所述的指标实现情况的进度报告。每一财年结束以后 120 天内，FDA 应将当年的年度报告张贴在 FDA 网站上。人力资源应用于支持第 IX 条、第 X 条、第 XI.A 条、第 XI.B 条和第 XII 条所述的新方案以及相关工作，以便确保它们成功。

XIV.信息技术目标

A.目标

FDA 致力于通过对自动化、标准化信息技术（IT）进行战略性投资在整个产品生命周期内实现不断改善人用药和生物应用交流、评审和管理的长期目标。

B.沟通和技术交流

1.关于业务流程通过信息技术投资实现的改进，FDA 应制定一份五年计划，并且应定期进行更新并发布在 FDA 网站上。

a）该计划应概述优先使用信息技术变革业务流程的策略，列明每项信息技术投资预计会带来的业务流程改进，以及为每项方案订明一系列一致的时间节点，以便跟踪进程进度。

b）每年，FDA 应比照该计划进行进度考核，并在当年结束以后 3 个月内在 FDA 网站上发布一份考核摘要。

c）FDA 应发布其认为适当的计划更新。FDA 应在 FDA 网站上发布该计划的修改草案；征求公众对修改草案的意见；在实施和发布计划更新以前参考公众意见。

2.每季度，FDA 和业内相关方应举行会议讨论将来如何实施该计划、上述长期目标取得的进度、未来活动对 FDA 或相关方造成的潜在影响以及该计划的潜在修订。

C.指标和考核

每年，FDA 应考核并汇报第 XIV.A 条项下目标取得的进度。考核范围应包括但不限于：

1. 根据 FDA 的要求使用有效电子格式提交并按照申报资料类型分类 IND、NDA 和 BLA 申报资料的数量，及其在所有 IND、NDA 和 BLA 申报资料中的比例。提升以有效电子格式提交的 IND、NDA 和 BLA 申报资料的数量和比例是 FDA 和业内相关方支持的一项目标。实现这一目标要求受监管行业的配合。为了便于考核这项目标，须跟踪并报告以下信息：

a）按照申报资料类型进行分类的申报资料的总数量；

b）根据 FDA 的标准使用有效电子格式提交的申报资料的总数量

c）通过安全电子单一入口点和其他方法提交的申报资料的总数量；

d）实质上以书面形式或非标准电子格式提交的申报资料的总数量；

e）虽然是使用标准电子格式进行提交但是未能遵守 FDA 电子提交标准的申报资料的总数量，以及该等失败案例在失败种类或问题类型中的分布情况；

2. 要求以下事项并且已实施的信息技术规范或电子提交指南的数量和意义：要求业内变更上述五年计划未能准确预测申报资料内容的，或者要求业内变更业内至少在其规定实施时间前十二个月内无法取得的申报资料内容的。

3. 中心信息技术系统以及参与人用药申请评审流程的组织部门通用的信息技术系统发生的开支。这包括系统开发和维护开支；基础设施支持；以 PDUFA 作为资金来源的总开支和以拨款作为资金来源的开支的报告；FDA 企业和 PDUFA 具体项目支持。

XV. 改善 FDA 的绩效管理

A. 对这项方案进行研究旨在促进：

1. 开发用于改善内外部专业知识访问的计划;

2. 制定评审人员发展计划,特别是适用于药物评审流程参与人员的发展计划;

3. 科学发展以及信息管理工具的使用;

4. 提高中心间的和中心内部的一致性、效率和效力;

5. 改善管理目标的汇报情况;

6. 加强对用户收费收入使用的问责;

7. 专注于药物评审流程改进方面的投资;

8. 改善 FDA 与行业之间的沟通。

B. 研究应包括:

1. 委托独立的承包商对第 IIB 条所述的 NME NDA 和原始 BLA 项目进行评估;

2. 评估第 X.A.3 条所述的人用药评审流程中获益风险框架的影响;

3. 开发用于评估第 IX.D.6 条所述的罕见病项目规定的活动是否能够取得成功的工具;

4. 2015 财年开始评估电子申报资料和数据标准对人用药评审流程造成的影响。

5. 2013 财年第二季度结束以前以及 2015 财年第四季度结束以前委托独立的会计事务所评估第 736（c）（2）条所述的评审活动调整方法，必要的情况下，请求提供变更建议。

XVI . 术语定义和解释

A. "评审和答复"指完成完整的立卷申请审评后，发布完整答复函。如果答复函内未批准通过的，答复函应详细写明特定缺陷，并且在适当时，说明如需申请批准，应采取何种必要措施。

B. 重大修改目标日期延期。

1. 有下述情形之一的，将延长目标日期三个月：在评审周期内任何时候提交原始申请重大修改、疗效补充资料，或重新提交任何前述申请。

2. 重大修改包括但不限于：重大新临床安全性 / 疗效研究报告；针对已提交研究重新进行的重要分析；提交原申请表内并未包含的带有"保证安全使用元素（ETASU）"的风险评估和减缓策略（REMS）；或对先前已提交经"带有保证安全使用元素"的 REMS 进行重要修正。一般情形下，对不带有"保证安全使用元素" REMS 的变更及对含有"保证安全使用元素" REMS 的轻微变更都不属于重大修改之列。

3. 如对评审周期内任何时间提交的生产补充资料进行重大修改的，可延长目标日期两个月。

4. 每个评审周期仅限延期一次。

5. 根据 GRMP 指南载明的根本原则，除非情况特殊，否则，仅限 FDA 在以下情形下作出评审周期延期决定：评审新信息能够解决申请存在的显著缺陷并且能够使申请在延展以后的评审周期内获批的。

C. 重新提交原始申请是对指明所有已识别缺陷的审查异议信件的完整答复。

D. 一类重新提交申请为收到完整答复函（或者不批准信或拟批准信）以后重新提交的申请，它仅包括以下项目（或以下项目的组合）：

1. 正式的打印标签；

2. 标签草稿；

3. 采用和原始安全性申报资料相同的格式（包括表格）提交的安全性更新，其中，新增的数据和变更以高亮的方式显示（重新提交的申报资料包含大量涉及先前未曾报告的重大新不良反应信息的除外）；

4. 用于支持暂定或确定有效期的稳定性更新；

5. 开展 4 期研究的承诺，包括研究提案；

6. 分析验证数据；

7. 对最后 1~2 批用于批准支持的产品进行的最终放行测试；

8. 对先前送交审批的数据进行的细微重新分析；

9. 其他需要解释说明的次要信息（具体由药监局决定，但须适合一类重新提交申请）；

10. 将来随着药监局不断积累在该计划方面的经验，药监局可不时增加其他具体项目，并通过发布指南文件的方式向行业传达。

E. 二类重新提交是指包括任何其他项目（包括需向咨询委员会展示的任何项目）的重新提交。

F. A 类会议是指停滞的药物开发项目为推进（简称"关键路径"会议）或解决重要安全性问题所需的会议。

G. B 类会议是指①预审试验用新药会议；②1 期（子部分 E 或子部分 H 或类似产品）末或 2 期末 /3 期初会议；③NDA/BLA 预备会议。通常，各请求者应仅就各潜在申请（NDA/BLA）（或密切相关产品的联合，即同时开发的活性成分相同但剂型不同的产品）请求召开 1 种 B 类会议。

H. C 类会议是指任何其他类型的会议。

I. 绩效目标和程序还适用于关于通过 NDA 首次作为非处方药（OTC）进入市场的或通过 NDA 或补充申请从处方药转为 OTC 的人用药品的原始

申请和补充申请。

J. IT 具体定义（另请参见第 XIV 条）

1."项目"是指为开展"人用药品申请审查程序"（定义见《处方药使用者费用法》）而分配的组织资源、程序和活动。

2."标准化"是指符合 FDA 或其他联邦政府机构采用的，处理 FDA 和规定方或外部利益相关者之间术语或信息交换的已发布规范；通常，该等规范是以国家或国际标准开发组织的出版物为基础的。

3."FDA 标准"是指 FDA 已通过适当管理程序采用或发布的技术规范。FDA 标准可适用于术语、信息交换、工程或技术规范或其他有关信息系统的技术事项。FDA 标准通常以其他联邦机构或国家或国际标准开发机构的出版物为基础。

4."产品生命周期"是指人用药品开发、监管审批、上市后监测和风险管理以及（如适用）将经批准药品撤出市场等连续阶段。就人用药品申请审查程序而言，产品生命周期自试验用新药（IND）阶段内最早的监管提交开始，持续到新药申请（NDA）或生物制品许可申请（BLA）审查阶段，并包括人用药品申请审查程序所涵盖的上市后监测和风险管理活动。

（二）2013~2017财年《仿制药使用者付费法案》授权绩效目标与程序

美国食品药品管理局（FDA）同意启动由 FDA 和同行业共同提议的《仿制药使用者付费法案》（GDUFA）项目（以下简称"项目"）的绩效、指标和程序，简述如下：

仿制药使用者付费项目总体目标：

帮助 FDA 确保美国仿制药物系统业内人士遵守美国质量标准，使美国消费者能够及时获取低成本高质量的仿制药，FDA 和同行业共同达成一项综合的使用者付费项目，用来补充传统的拨款资助，该资金主要着重于三个目的：

安全性 – 确保国内外参与美国仿制药物系统的业内人士保持一致的高质量标准，利用风险导向方法且在国内外标准一致的基础上每两年检验一次。

准入 – 通过提高简略新药申请、申请修正和补充申请相关评审次数的可预测性，以及增强审批过程的可预测性和及时性，促进更快获得低成本、高质量的仿制药。

透明性 – 通过要求标明仿制药生产过程中涉及的设备和相关活性药物成分，增强 FDA 在复杂的全球供应环境中保护国民的能力，提高 FDA 同行业的交流和反馈，从而加快产品准入。

认识仿制药在可提供价格更便宜且疗效相同的药物方面所起的关键作用，仿制药使用者付费项目旨在尽可能保持单项药品低价以补充资金资助，从而确保消费者继续享有仿制药物带来的显著获益，仅在过去十年内为国家医疗系统节省了超过 8240 亿美元。协议下所需的每个五年项目每年经通货膨胀调整后为 2.99 亿美元的额外资源，将使 FDA 有能力实施关键项目。预计该项目不会大幅度增加仿制药成本：但前提是，2010 年所报告美国分配的零售处方药价值 39.9 亿，假设这些处方药中 78% 为仿制药，则相当于美国包含仿制药在内的处方药的平均成本不足 10 美分 / 处方。此外，随着开发时间内采纳使用者付费和相关储蓄，产品上市的总体费用可能下降，进而使成本下降。

除上述公共健康利益以外，本函中所述项目预计会给小型公司和仿制药市场首次加入者带来重大价值，同 GDUFA 前的评审次数相比，因绩效评审标准可获得确定性，故将可能极大地缩短使仿制药商业化所需的时间，从而使小型公司和仿制药市场首次加入者获得显著利益。

此外，该项目的多元化资金来源将保证仿制药业内人士，无论成品剂型（Finished Dosage Form，FDF）生产商或活性药物成分（API）生产商，可适当共享财务用度和项目效益。鉴于预计总体年度使用者付费资金来源广泛，包括约 2000 项 FDF 和 API 生产设备以支持简略新药申请（ANDA），且每年大约有 750 份 ANDAs，750 份优先批准补充申请（Post-Approval Studies，PASs）以及 350 份 2 型活性药物主文件（Drug Master Files，DMFs），预计使用者付费项目将提供可测量的、与检验可预测性有关的投资回报及评审截止期限。项目目标在于确保 FDA 拥有必要的资源进行所需检验，以作为评审框架完成的一部分，同时截至使用者付费项目实施第 5 年，国内外生产设备均进行统一的《药品生产质量管理规范》检查，也将在重要检查导致 ANDA 审批延迟时对业内人士具有重大价值。

总而言之，使用者付费项目和相关绩效指标及费用预计会带来可衡量的公共健康利益，且不会损害任何公司和商业部门，无论其规模多大，坐落于何处。

（1）概述

整体项目范围、假定和愿景

FDA 致力于仿制药的目标基于以下假定：

（Ⅰ）来自使用者付费的项目资金为商定额度，大约通胀调整后为每年 2.99 亿美元，国会将补充拨款（如下所述）。

（Ⅱ）据估计，FDA 每年通过电子提交的约 750 份简略新药申请、约 750 份优先批准补充申请（PASs）、约每年 350 份新引用的药物主文件（DMFs）以及约 2000 项 ANDAs 相关设备来获取资金。尽管收集的总收益可提前确定且因资金来源的恒定性而保持稳定，每年个体费用将基于费用来源变动确定。

（Ⅲ）在该项目实施的五年间，仿制药设备清单将不会发生重大变化，总体设备数量和国内外设备分割亦不会发生重大变化。

（Ⅳ）FDA 将于项目实施日期之前或项目实施的同时缩减所有 GDUFA 相关职务的雇佣权。

（Ⅴ）FDA 预计该项目将于 2013 财年的首日，即 2012 年 10 月 1 日，开始实施，项目持续期限为五年，且预计根据 2017 财年结束前协商的条款于五年期限结束后继续实施该项目。

（Ⅵ）同行业和 FDA 将普及和维护对于设备、费用评估、效率以及随后将陈述的其他改进所需的数据库，并且有必要支持《仿制药使用者付费法案》。由于需要建立特定数据库以实施该项目，需要扩大或修改现有系统，同行业将使用机构或立法规定的适用标准向 FDA 提交电子格式的必要信息。

（Ⅶ）FDA 希望尽可能维护生产力水平或至少接近 GDUFA 前水平，同时雇佣和培训更多的员工以实现项目绩效目标，建立必要的系统和在项目启动 1~2 年内实施概述的项目变更（见 3~5 年项目指标）。

（Ⅷ）FDA 将使用完整的评审标准（定义见下文），并希望在同行业召开首轮有关项目缺陷的电话会议，讨论该项目启动 1~2 年内至少接近 GDUFA 前水平的完整回复问题（见 3~5 年项目指标），将采用类似 NDA 评审过程的方法，FDA 通过使用电话信息要求解决评审过程前和签发完整回复信函后容易纠正的缺陷。

（Ⅸ）FDA 希望控制专利到期或适用的排他性日期前，完成仅有轻微行政变更的申请评审，且不考虑变更目标日期。

（Ⅹ）FDA 将努力实现国内外企业实施统一的 GMP 这一目标，将优先进行采用风险导向方法进行检查，将优先对可通过批准或符合临时批准条件的及其之前未经过检查的 ANDA 相关企业进行检验，重要检查除外。在适当情况下，FDA 可依靠例行监督检验代替特定的申请检查。一般情况下，除其他因素外，FDA 可依靠之前的检查结果，对于针对待审批申请进行过现行药品生产质量管理规范（CGMP）评估的成品生产中心为两年内的检查结果，对活性药物成分生产中心或控制测试实验室为三年内的检查结果，以及对包装中心为四年内的检查结果。但也存在例外情况，这种例外情况通常与加工的药物性质有关或相关加工工艺的复杂性有关。根据成品剂型生产中心的 2 年期和 API 生产中心 3 年期以及申请的成品或 API 类型，FDA 希望继续使用风险导向评估以确定距上次检验的时间长度。实际上，这意味着对于对待审批申请做出决策时，FDA 并没有在指定时间内的最新的检查信息，FDA 将可能使用先前的检查信息和 / 或使用其他监管机构提供的检查信息。

（Ⅺ）FDA 将根据美国法典第 21 部分 355 项第（j）（5）（D）（i）（Ⅳ）条规定，在所有 ANDAs 提交的首日尽力评审并处理，任何存疑药物的第四类有效申请将于 ANDAs 提交后 30 个月内提交，以避免导致首个申请者无意中失去为期 180 天的专营权资格。

（Ⅻ）由于批准的仿制药使用者付费项目旨在辅助预算拨款，商定的立法语言要求国会的年度项目拨款必须等于或超过 FDA 为 2009 财年所划拨的款项。

（ⅩⅢ）为达成使用者费用筹资的商定水平，以实现所附的绩效目标、指标和效率，立法语言要求约 70% 的 GDUFA 费用将来自设施费用（用于仿制药申请中对生产活性药物成分或成品剂型的设施进行生产评审或待定评审），约 30% 的 GDUFA 费用将来源于申请费〔DMF 费、ANDA 费和 PAS（优先批准补充申请）费〕。各行业商业部门讨论并同意，综合费用将按照成品剂型（FDF）和 API 及生产商分别划分为 20%~80%。实施该项目第一年，总 GDUFA 使用者费用筹资为 5000 万美元，于 2012 年 10 月 1 日产生于待审批 ANDA 的一次性积压费（待审批但获得暂时批准的 ANDA 除外）。

（XIV）关于涉及待审批 ANDAs 评审、ANDA 修正及 ANDA 补充申请的程序问题或科学问题的申诉决定，在可能的情况下，FDA 希望在 OGD 收到书面申诉后 30 个自然日内回复申诉决定，但是无需可报告的绩效目标。

备注： 如果上述假定同事实出入较大，尽管项目提供补充资金，但 FDA 可能无法实现目标、提高本目标信件中所述的绩效。

重大项目目标（包括五年目标）总结

包括五年目标在内的重大项目目标总结如下：

申请指标 – 对于五年简略新药申请（ANDA），FDA 将于提交日后 10 个月内评审并处理 90% 的完整电子版 ANDAs。如下所述，部分修正的申请可能具有不同的指标。

积压指标 –FDA 将于 2017 财年结束时评审并处理 2012 年 10 月 1 日待

审批的 90% 的 ANDAs、ANDA 修正和 ANDA 优先批准补充申请，而无论其当前处于何种评审状态（无论是电子版、纸质版或是电子纸质混合版）。

CGMP 检查指标 –FDA 将对仿制药 API 和仿制药成品剂型（FDF）生产商实施两年一度的风险

调整 CGMP 监督检验模式，进而实现 2017 财年国内外企业实施统一的检查频率目标。

效率提高 –FDA 将于 2012 年 10 月 1 日或项目实施后（以较晚日期为准），实施下述多项效率提高策略。

监管科学 –FDA 将于 2012 年 10 月 1 日或项目实施时（以较晚日期为准）继续和就一些专题开始若干监管科学举措，首先关注下列讨论的项目以及行业工作组确定的额外项目。

详情如下。

（2）2012 年 10 月 1 日起或项目实施后（以较晚时间为准），提高效率。

（A）ANDA 评审效率提高
- 自 2012 年 10 月 1 日起或项目实施后（以较晚日期为准），FDA 将针对所有 ANDAs 签发完整回复信函，而非涉及特定条例的信函，包括 2012 年 10 月 1 日待审批的 ANDAs。
- 完整回复信将从所有相关评审条例（包括检查），反映全面的缺陷审查，解决涉及 ANDA 和相关 DMFs 的其他问题，以及咨询其他机构组成部分（这些将归类为申请指标）。

- FDA 审查员将尽量及时同 ANDA 中发现易纠正缺陷的申请者沟通，并将采用与 NDA 评审过程相似的方法，FDA 使用电话信息要求解决完整回复信函发出前后评审期间易纠正的缺陷。

- 如 ANDA 申办者发出说明申请者想要讨论的问题的书面请求（限于信件内容），FDA 发出首次完整书面回复信函后 10 个工作日内，将举行一次 30 分钟的电话会议，阐述问题并回答问题。此类电话会议可优先进行并着重于首次重大修改申请。尽管项目开始的同时，FDA 将就此类电话会议开始程序和跟踪系统研发，项目前两年没有电话会议目标，但是 FDA 希望在没有要求可报告的绩效目标时，应要求开展此类电话会议。在前两年里，即 2013 和 2014 财年间，FDA 希望同行业举行电话会议，解决同 GDUFA 前相似水平的完整回复问题。随后，可报告电话会议数量目标将（但 FDA 可能召开更多此类电话会议）：

  ○ 在 2015 财年停止 200 个会议的电话会议请求；
  ○ 在 2016 财年停止 250 个会议的电话会议请求；
  ○ 在 2017 财年停止 300 个会议的电话会议请求；

- FDA 在将项目实施的第一年年末确立加强的 ANDAs 拒绝接受标准和其他相关提交文件，并在实施前公开此类标准。

- 就第 1 年组和第 2 年组的 ANDAs 而言，FDA 将加速评审第一天提交的第四类申请并提交任何存疑药物的第四类有效申请。加速评审的实施应与 CDER's MAPP 5240.3 中所述的现有加速申请程序相符，且还应包括评审期间因无阻碍专营权、专利和/或适当暂停（基于适用提交文件）而批准通过的申请。

- 评审指标（如下所述）仅适用于电子版提交，应符合提交之日有效的 eCTD 格式。

- 积压评审指标（如下所述）适用于 2012 年 10 月 1 日起的所有 ANDA 申请、修正申请和补充申请，不考虑当前评审状态，也无论是否以纸质版、电子版或电子纸质混合版提交。

（B）药物主文件（DMF）评审效率提高

- 项目实施日期后，药物主文件持有者支付 DMF 费用后，FDA 将对 2 型 API DMFs 进行完整性评估。进行满意的完整评估后，FDA 认为 DMF 可供参考，将 DMFs 编号列入 2 型 API DMF 公开清单，以供参考。

- 评审指标目标（如下所述），如以电子版提交，将仅适用于项目实施日期后提交的 2 型 API DMFs。电子 DMFs 应符合提交之日生效的 eCTD 格式。

- FDA 将发出一封详述所有识别缺陷的信函，而非涉及特定条例的信函，针对所有 DMFs，包括实施的立法确立之时正在接受评审的 DMFs。

- DMF 缺陷信函将从所有相关评审条例（包括检查），反映全面的缺陷审查并解决涉及 DMF 的其他问题，以及咨询其他机构组成部分（这些将归类为 DMF 指标）。

- FDA 审查员将尽量及时同 DMF 中发现易纠正缺陷的申请者沟通，并将采用与 NDA 评审过程相似的方法，FDA 使用电话信息要求来解决完整回复信函发出前后评审期间易纠正的缺陷。

- DMF 持有者发出说明 DMF 持有者想要讨论的问题的书面请求（限于信件内容），FDA 将在发出首次 DMF 缺陷信函后 10 个工作日内，举行一次 30 分钟的电话会议，阐述问题并回答问题，每月仅同每个 DMF 持有者召开一次电话会议，电话会议召开的总次数不得超过 ANDAs 电话会议的总次数。此类电话会议可优先进行并着重于首次重大修改申请。尽管项目开始的同时，FDA 将就此类电话会议开始程序和跟踪系统研发，项目前两年没有电话会议目标，但是 FDA 希望在可报告的绩效目标不做另行要求时开展此类电话会议。在前两年里，即 2013 和 2014 财年间，FDA 希望在行业内举行电话会议并解决同 GDUFA 前相似水平的 DMF 缺陷问题（但 FDA 可能召开更多此类电话会议）

- 一旦 DMF 通过全面评审，且 ANDA 参考名称经批准或暂时批准——此时 DMF 无其他未解决的缺陷——FDA 将向 DMF 持有者发出信函，说明 DMF 不存在任何其他涉及参考 ANDA 评审的公开问题。

（C）检查效率提高

- 为使指标目标内可评审的申请数量最大化，并有助于保证医药供应链，FDA 将对仿制药 API 和 FDF 生产商采用两年一度的风险调整 CGMP 监督检验模式，进而实现 2017 财年国内外企业实施统一的检查频率，优先对可通过临时批准 ANDAs 的相关企业（尚未进行的检查除外）和之前未经过检查的企业进行检验。

- FDA 将在 FDA 网站上及时向公众和行业公开检查分类结果和最终设施检查日期。

- 该项目实施的五年间，FDA 将着手一项外国政府监管检查研究（CGMP 和生物等效性），公开报告研究结果，并开发相关项目以在适当时间和情况下使用外国检查分类。

（D）其他效率提高

- FDA 将开发新的设施数据库和 / 或提高行业普遍采用的现有设施数据库（API 和 FDF 生产和临床 / 生物等效性研究中心）。这些数据库至少包含仿制药相关公司的信息，包括地址和数据通用编号系统（Data Universal Numbering System，DUNS）编号，并将设施链接到 DMFs 和 ANDAs，并包含其他必要信息。

- FDA 将开发通用的化学、生产和控制（Chemistry，Manufacturing，and Controls，CMC）记录数据库，以提高评审和检查效率。

- FDA 将开发和出台电子数据提交标准。

- 由于需要建立特定数据库来实施本项目，且需要扩大和修改现有系统，行业将使用机构或立法固定的适当标准，向 FDA 提交电子版的必要信息。

（3）监管科学举措

（A）工作组

- FDA 将召集一个工作组，审议来自行业和其他利益相关者提出的建议，形成一份监管科学举措年度清单，供 CDER 主任审阅。

（B）2013 财年计划

- 2013 财年计划见附件。

（4）指标目标 / 测量

（A）人力资源指标

- FDA 将在 2013 财年雇佣和培训至少 25% 的新增员工，2014 财年该数目将增加到 50%，2015 财年将努力完成 GDUFA 提供资金支持的人力资源雇佣目标，以实现项目绩效指标和目标。

（B）ANDA、ANDA 修正案和 ANDA 优先批准补充审查指标和 DMF 审查

- ANDAs 将按照年组进行分类。

- 一旦 ANDA 处于某一特定年份组中，后续修正申请的提交日期不改变年组。不论修正申请提交于哪一年份，任何基础评审期限上增加的额外期限将使用对应原始年组的期限进行计算。

- 原始（完整）ANDA 评审（如下所述，特定修正的申请可能具有不同的指标）

  ○ 对于第 3 年组，FDA 将于提交日期后 15 个月内评审并处理 60% 的原始 ANDA 提交。

  ○ 对于第 4 年组，FDA 将于提交日期后 15 个月内评审并处理 75% 的原始 ANDA 提交。

  ○ 对于第 5 年组，FDA 将于提交日期后 15 个月内评审并处理 90% 的原始 ANDA 提交。

  ○ 对于第 1~2 年组的 ANDAs，FDA 将加速审查第四类申请，且该申请于提交存疑药物的第四类有效申请首日提交。

- 修正申请评审

  ○ 所有修正的指标目标均为补充目标，规定期限自提交之日算起。修正的指标将增加至原始审查目标，但在任何情况下均不得缩短原始目标日期。（换言之，六个月指标修正于原始目标日期 4 个月前提交将增加两个月的审查时间）。

    ▪ 完整回复信函前的修正调整了原始申请的目标日期。

- 完整回复信函前的后续修正还调整申请的目标日期，且为后续所附加。

    ▪ 完整回复信函后的修正设置新的申请目标日期。

- 完整回复信函后的后续修正也可调整申请的目标日期，且为后续所附加。

○ 延迟修正或包含 FDA 因 ANDA 提交参考所列药物变更所要求的信息的修正不添加到修正数目当中。

○ 如任何修正包含多个要素，适用最长的目标日期。

○ 修正可分为一级、二级或三级。FDA 同意，未经请求提交至待审批 AMDA 的修正不属于一级、二级或三级，而在性质上属于常规或管理修正，因此无需通过科学评审（如：最终 ANDA 批准、专利修正、一般信件和 USP 专题著作更新请求），不会延长或影响原始评审目标日期。

▪ 第一级修正包括：

- 所有请求的第一次重大修正和前五次微小修正。

- FDA 仿制药办公室根据 ANDA 申请者提供的事实和信息认为由延迟行动导致的或最终被申请的、申办者指出的且 FDA 同意的所有未经请求的修正。

▪ 第二级修正包括：

- 所有 FDA 仿制药办公室根据 ANDA 申请者提供的事实和信息认为非延迟行动导致的所有未经请求的修正，仅删去用于评审信息的修正除外。

▪ 第三级修正包括：

- 第一次重大修正后任何请求的重大修正。

- 第五次微小修正后任何请求的微小修正。

▪ 第一级修正目标：

- 第一次重大修正。

○ 对于第 3 年组，FDA 将于提交日期后 10 个月内评审并处理 60% 的第一次重大修正提交。

○ 对于第 4 年组，FDA 将于提交日期后 10 个月内评审并处理 75% 的第一次重大修正提交。

○ 对于第 5 年组，FDA 将于提交日期后 10 个月内评审并处理 90% 的第一次重大修正提交。

• 微小修正（第一次至第三次）

○ 对于第 3 年组，FDA 将于提交日期后 3 个月内评审并处理 60% 的第一次至第三次微小修正提交。

○ 对于第 4 年组，FDA 将于提交日期后 3 个月内评审并处理 75% 的第一次至第三次微小修正提交。

○ 对于第 5 年组，FDA 将于提交日期后 3 个月内评审并处理 90% 的第一次至第三次微小修正提交。

• 微小修正（第四次 – 第五次）

○ 对于第 3 年组，FDA 将于提交日期后 6 个月内评审并处理 60% 的第四次至第五次微小修正提交。

○ 对于第 4 年组，FDA 将于提交日期后 6 个月内评审并处理 75% 的第四次至第五次微小修正提交。

○ 对于第 5 年组，FDA 将于提交日期后 6 个月内评审并处理 90% 的第四次至第五次微小修正提交。

• 在要求对所有一级修正进行审查的情况下，该目标将为 10 个月。

▪ 第二级修正目标：

○ 对于第 3 年组，FDA 将于提交日期后 12 个月内评审并处理 60% 的修正提交。

○ 对于第 4 年组，FDA 将于提交日期后 12 个月内评审并处理 75% 的修正提交。

○ 对于第 5 年组，FDA 将于提交日期后 12 个月内评审并处理 90% 的修正提交。

▪ 第三级修正目标：

• 三级修正没有 GDUFA 指标。

• 完整优先批准补充申请（PAS）评审（特定经修正的 PAS 可能与上文修正评审部分中所述指标有所不同）。

○ 对于在 2015 财年接受的评审，FDA 将于提交日期后 6 个月内评审并处理 60% 不要求检查的 PAS。对于在 2015 财年接受的评审，FDA 将于提交日期后 10 个月内评审并处理 60% 要求检查的 PAS。

○ 对于在 2016 财年接受的评审，FDA 将于提交日期后 6 个月内评审并处理 75% 不要求检查的 PAS。对于在 2016 财年接受的评审，FDA 将于提交日期后 10 个月内评审并处理 75% 要求检查的 PAS。

○ 对于在 2017 财年接受的评审，FDA 将于提交日期后 6 个月内评审并处理 90% 不要求检查的 PAS。对于在 2017 财年接受的评审，FDA 将于提交日期后 10 个月内评审并处理 90% 要求检查的 PAS。

（C）受控回复指标

• 受控回复

○ 2015 财年，提交日期后的 4 个月内，FDA 将回复 70% 的受控信函。

○ 2016 财年，提交日期后的 2 个月内，FDA 将回复 70% 的受控信函。

○ 2017 财年，提交日期后的 2 个月内，FDA 将回复 90% 的受控信函。

○ 如受控信函要求临床部门投入资源，上述目标将增加一个月。

• 如受控信函提出的争议或问题同一个或多个待审批的市民请愿或者暂停或重新审议请求的争议或问题相同或相关，上述目标将于 FDA

向待审批的申请发出回复之日起适用。

（D）CGMP 检查指标

- FDA 将对仿制药 API 和 FDF 生产商采用两年一度的风险调整 DGMP 监督检验模式，进而实现 2017 财年国内外企业实施统一的检查频率这一目标。

（E）积压指标

FDA 将于 2017 财年末评审并处理 2012 年 10 月 1 日待审批的 90% 的 ANDAs、ANDA 修正和 ANDA 优先批准补充申请，而无论当前处于何种评审状态（无论是电子版、纸质版或是电子纸质混合版）。

（三）2013~2017 财年生物类似物授权绩效目标与程序

2013~2017 各财年间，非使用者费用基金扣除通货膨胀因素后至少达到 2 千万美元，根据对这笔基金资源的分配，以及所收取的生物仿制药使用者费用，美国食品药品管理局（FDA）拟定下述目标，支持生物仿制药生物申请的审查流程。

Ⅰ.评审执行目标

A.生物仿制药生物制品初次申请和再次申请

B.临床数据材料补充

C.原始生产材料补充

D.目标汇总表

Ⅱ.第一评审周期执行

A.立卷审查鉴定问题通知

B.计划审查时间表通知

Ⅲ.审查专利名称，降低医疗过失

A.审查执行目标——生物仿制药生物制品专利名称

Ⅳ.重大争议解决

A.程序

B.执行目标

C.条件

Ⅴ.临床试验暂缓进行

A.程序

B.执行目标

Ⅵ.特别研究方案评估

A.程序

B.执行目标

C.报告

Ⅶ.会议管理目标

A.会议请求答复

B.会议安排

C.会议纪要

D. 条件

VIII. 术语定义和解释

2013~2017 财年生物仿制药生物制品授权执行目标和程序

根据生物仿制药生物制品使用者费用项目授权，FDA 药品审评与研究中心（CDER）和生物制品审评与研究中心（CBER）制定如下执行目标和程序。

I. 审查执行目标
A. 生物仿制药生物制品初次申请和再次申请

2013 财年
1. 收到生物仿制药生物制品原始申请后 10 个月内，审查和答复其中 70% 申请。
2. 收到再次提交的生物仿制药生物制品原始申请后 6 个月内，审查和答复其中 70% 申请。

2014 财年
1. 收到生物仿制药生物制品原始申请后 10 个月内，审查和答复其中 70% 申请。
2. 收到再次提交的生物仿制药生物制品原始申请后 6 个月内，审查和答复其中 70% 申请。

2015 财年

1. 收到生物仿制药生物制品原始申请后 10 个月内，审查和答复其中 80% 申请。

2. 收到再次提交的生物仿制药生物制品原始申请申请后 6 个月内，审查和答复其中 80% 申请。

2016 财年

1. 收到生物仿制药生物制品原始申请后 10 个月内，审查和答复其中 85% 申请。

2. 收到再次提交的生物仿制药生物制品原始申请后 6 个月内，审查和答复其中 85% 申请。

2017 财年

1. 收到生物仿制药生物制品原始申请后 10 个月内，审查和答复其中 90% 申请。

2. 收到再次提交的生物仿制药生物制品原始申请后 6 个月内，审查和答复其中 90% 申请。

B.临床数据补充材料

1. 收到原始临床数据补充材料后 10 个月内，审查和答复其中 90% 材料。

2. 收到再次提交的原始临床数据补充材料后 6 个月内，审查和答复其中 90% 材料。

C.原始制造补充材料

1. 收到生产补充材料后 6 个月内，审查和答复其中 90% 材料。

D. 目标汇总表

表 18　初次和再次申请和补充材料

申请名称	执行目标				
	2013 年	2014 年	2015 年	2016 年	2017 年
生物仿制品生物制品原始申请	自受理 10 个月内，完成 70%	自受理 10 个月内，完成 70%	自受理 10 个月内，完成 80%	自受理 10 个月内，完成 85%	自受理 10 个月内，完成 90%
再次提交的生物仿制品生物制品原始申请	自受理 6 个月内，完成 70%	自受理 6 个月内，完成 70%	自受理 6 个月内，完成 80%	自受理 6 个月内，完成 85%	自受理 6 个月内，完成 90%

原始临床数据补充材料	自受理 10 个月内，完成 90%
再次提交的原始临床数据补充材料	自受理 6 个月内，完成 90%
制造补充材料	自受理 6 个月内，完成 90%

Ⅱ. 第一轮评审周期执行

A. 立卷审查定性问题通知

1. 执行目标：对于生物仿制品生物制品原始申请和原始临床数据补充材料而言，FDA 将在初次立卷审查期间通过信函、会议、传真、安全邮件或其他相应的方式向申请人报告实质审查问题。

2. 这种交流将在 FDA 收到原始申请文件后 74 天内执行。

3. 如果立卷审查期间，FDA 没有发现实质审查问题的，FDA 将如实通知申请人。

4. FDA立卷审查是申请的初步审查，并不会指出随后评审周期内可能发现的缺陷。

5. 对于90%的申请，FDA将在目标日期前，通知申请人该实质审查问题。

B.计划审查时间表通知

1.执行目标：对于生物仿制品生物制品原始申请和原始临床数据补充材料而言，FDA会向申请人通知计划审查时间表。通知信息包括评审组就拟议标签、上市后要求和FDA会要求的上市后承诺向申请人进行反馈的目标日期。

2.立卷审查鉴定问题通知将在FDA自收到最初提交文件后74天内发放，其中包括拟定的评审时间表。

3.计划评审时间表将按照《审查人员和行业指导：PDUFA产品良好评审质量管理规范》（GRMPs）执行，考虑单一生物仿制药生物制品申请的特殊范围。

4.计划评审步骤时间表将依据提交的申请为基础。

5.对于90%申请和临床数据补充材料，FDA将通知申请人该计划评审时间表。

6.如FDA裁定申请内存在重大缺陷，阻碍在拟定的评审步骤时间表目标日期之前开展关于标签、上市前要求或上市前承诺讨论的（如未能说明生物仿制药生药制品与涉及产品高度相似、重要安全问题、审批前对现有数据进行新研究或延伸分析需要），FDA 将按照 GRMPs 要求，在目标日期之前将该裁定告知申请人。这种情形下，将视为符合计划评审时间表。FDA 裁定将以信函、电话会议、传真、安全邮件或其他适宜方式告知申请人。

7. 为加速生物仿制药生物制品的发展，通常会在拟定的目标日期之前，提出专业审评意见（Discipline Review，DR），说明申请缺陷，并针对标签、上市前要求和 FDA 要求的上市前承诺开展讨论。

8. 如果申请人提交重大修正（如需关于重大修正的额外信息，见第 VIII.B 条），评审组选择在评审周期内审查该修正的，则原定的审评时间表则不再适用（根据第 II.B.1 条和第 2 条）。根据 GRMP 指南潜在的原则，除少数特殊情形下，FDA 下达延长评审期限的决定仅限于少数情形，即新信息的评审可以解决剩余申请问题，造成在当前评审周期内得出批准结果的情形。

- 如果评审组判定该重大修正将导致延长生物仿制药生物制品评审期限的，评审组将在期限延长时告知申请人新计划的评审时间表，包括反馈拟定标签、上市前要求和代理商可能要求的上市前承诺的全新评审

- 在极少数情形下，如果评审组决定该重大修正将不会导致延长生物仿制药生物制品评审期限的，评审组将保持原定的计划审查时间表，或向申请人告知新定的审查时间表。

- 评审组做重大修正评审决定后，将立即通知申请人，同时说明是否

仍然适用原定的评审时间表。

Ⅲ.审查专利药品专利名称，降低给药错误

为增加患者的安全性，FDA 将利用使用者费用开展多项措施，减少因专利药品姓名书写或发音相似、模糊标签缩写、首字母缩写、剂量设计以及易错标签和包装设计而造成的相关给药错误。

A.评审执行目标——生物仿制药生物制品专利名称

1.生物仿制药生物制品开发（BPD）阶段提交的专利名称

a）在收到专利名称提交文件后 180 日内，评审其中 90% 的文件。通知提交申请者是否暂时接受该专利名称。

b）如果判定为驳回该专利名称的，提交申请者可要求复议，并提交证明性数据书面辩驳书，或请求在 60 天内召开会议，讨论原决定（必须具有会议文件）。

c）如果判定为驳回该专利名称的，前述评审执行目标同样适用于提出包含证明性数据的复议书面请求，或提交新专利名称。

d）如果需要展开评审，提交文件必须完整。

2.生物仿制药生物制品申请中提交的专利名称

a）在收到生物仿制药生物制品申请专利名称提交文件后 90 日内，评审其中 90% 的提交文件。通知申请者是否暂时接受该专利名称。

b）如果申请者（在 BPD 阶段）已经提交专利名称，并且获得暂时接受的，应根据前述评审执行目标，进行补充评审。

c）如果判定为驳回该专利名称的，申请者可要求复议，提交证明性数据书面辩驳书，或要求在 60 天内召开会议，讨论原决定（必须具有会议文件）。

d）如果判定为驳回该专利名称的，前述评审执行目标同样适用于提出包含证明性数据的复议书面请求，或提交新专利名称。

e）如果需要展开评审，提交文件必须完整。

Ⅳ.重大纠纷解决

A.程序：对于涉及评审生物仿制药生物制品申请和补充材料的流程或科学事项（定义见 BsUFA），若签署当局不能解决（如，原打算向上一级机关提出上诉的，在评审任何上诉材料后，向签署当局提出复议请求），中心将在收到书面上诉后 30 天内给予上诉答复。

B.执行目标：中心将在收到书面上诉后 30 天内，给予 90% 的上诉答复。

C.条件：

1.申请者应尝试在签署机关层次解决流程性或科学问题。如果不能解决的，应将该问题上诉至上一层级的组织机关（并抄送签署机关），然后，有必要的话，还可以上诉至再上一层级的组织机关。

2.无论批准或驳回上诉，相关组织机关应给予口头或书面答复，如口头答复，则须在授予口头通知后 14 天内给予书面确认。

3.如果决定驳回上诉的，答复时应说明驳回理由，以及申请者为说服 FDA 推翻该决定可采取的措施。

4.在某些情形下，为得出上诉判决，可能还需要从其他方处获得进一步数据或材料。在这种情形下，"答复"时应说明获得相关信息的计划（如：向申请者要求进一步信息，安排与申请者的会议，安排下一场预定咨询委员会的讨论问题）。

5.在这些情形下，一旦 FDA 收到所需信息（包括咨询委员会的任何意见）后，上诉受理人自收到所需信息后，同样拥有 30 天时间，驳回或批准上诉。

6.同理，如果决定驳回上诉的，答复时应说明驳回理由，以及申请者为说服机关推翻该决定可采取措施。

7.注意：如果 FDA 决定将问题呈交于咨询委员会，但截至下一场计划咨询委员会会议已不足 30 天的，为遵守咨询委员会行政程序，将在再下一次咨询委员会会议内提出问题。

V.临床中断

A.流程：如临床出现中断的，申请者提交完整答复后，中心应在 FDA 收到此类答复后 30 天内向申请者答复。

B.执行目标。中心将在 FDA 收到申请者答复后 30 天内，对其中 90% 的予以答复

VI.特别研究方案问题评估和协议

A.流程：经申请者特别要求（包括申请者提出特别问题）后，FDA 将

评估特别研究方案和相关问题，评定设计是否能够符合申请者的科学和法规要求。

1. 申请者应针对方案设计和科学监管要求提出限定数目的问题，并寻求一致意见（如：临床终点，评估提议的生物仿制药生物制品和参考药品之间是否具有临床意义上的差异）。

2. FDA 收到研究方案和特别问题后 45 天内，FDA 将向申请者提交书面答复，简要说明方案评估，并对申请者问题进行答复。如果 FDA 认为方案设计、执行方案和数据分析不足以完成申请者目标的，答复中还要说明拒绝的理由。

3. 符合项目资格的方案要包括任何必要的临床研究，以证明生物相似性和 / 或可替代性（如，临床试验比较方案将构成重要基础，可以说明拟议生物仿制药生物制品和参比制品之间并不存在临床意义上的差别，而临床试验方案可以说明可替代性）。如需促使该方案符合本综合方案评估要求，申请者必须如下述第Ⅷ（F 和 G）条所述与评审组开展 BPD2 或 3 类会议，凭此评审组可以了解研发背景，并且在该背景下对方案进行评审，并答复问题。

4. 根据前述流程审查该方案后，如果 FDA 已就设计、实施和分析达成共识，而且方案试验结果证实了方案的假设，FDA 认为方案数据可以作为批准产品的部分依据。这里的共识指的是 FDA 在此流程下对方案设计、实施和分析达成共识后，除非在流程中方案评估时没有注意的公共卫生问题非常明显，FDA 此后将不会更改其关于设计、实施或分析的观点。

B. 执行目标：

2013 财年，需要完成 70% 的特别研究方案评估和协议，并在时间表内返还申请者。

2014 财年，需要完成 70% 的特别研究方案评估和协议，并在时间表内返还申请者。

2015 财年，需要完成 80% 的特别研究方案评估和协议，并在时间表内返还申请者。

2016 财年，需要完成 85% 的特别研究方案评估和协议，并在时间表内返还申请者。

2017 财年，需要完成 90% 的特别研究方案评估和协议，并在时间表内返还申请者。

C. 报告：FDA 将记录并报告原始特别研究方案评估以及再次提交的原始特别方案评估文件数目。

Ⅶ. 会议管理目标

A. 答复会议要求

1. 程序：FDA 收到行业关于召开 BPD 一类会议要求和会议文件后 14 天内，或 FDA 收到行业关于召开生物仿制药初步咨询会议或 BPD 二、三或四类会议（含义参见下述第Ⅷ（D–H）条）要求和会议文件后 21 天内，CBER 和 CDER 应以书面通知形式告知申请人会议的日期、时间、地点和形式（如安排面对面、电话会议或视频会议的形式）以及中心受邀参与人。

2. 执行目标：FDA 将在 14 天内为 90%BPD 一类会议要求发布该通知，

并将在 21 天内为 90% 生物仿制药初步咨询会议或 BPD 二、三或四类会议发布该通知。

B. 会议安排

1. 程序：会议日期中还要注明下一次会议日期，通过协调与会者其他业务，使得中心所有相关人员都可以出席下一次会议；然而，会议应当按所要求会议的类型召开。

a）FDA 应在收到申请者提交的会议要求和会议文件后 90 天内，召开生物仿制药初步咨询会议。

b）FDA 应在收到申请者提交的会议要求和会议文件后 30 天内，召开 BPD 一类会议。

c）FDA 应在收到申请者提交的会议要求和会议文件后 75 天内，召开 BPD 二类会议。

d）FDA 应在收到申请者提交的会议要求和会议文件后 120 天内，召开 BPD 三类会议。

e）FDA 应在收到申请者提交的会议要求和会议文件后 60 天内，召开 BPD 四类会议。

2. 执行目标：

2013 财年，争取实现召开时间表内 70% 的生物仿制药初步咨询会议和 BPD 一至四类会议。

2014 财年，争取实现召开时间表内 70% 的生物仿制药初步咨询会议和 BPD 一至四类会议。

2015 财年，争取实现召开时间表内 80% 的生物仿制药初步咨询会议和 BPD 一至四类会议。

2016 财年，争取实现召开时间表内 85% 的生物仿制药初步咨询会议和 BPD 一至四类会议。

2017 财年，争取实现召开时间表内 90% 的生物仿制药初步咨询会议和 BPD 一至四类会议。

C. 会议纪要

1. 程序：FDA 将准备会议纪要，并且在会议后 30 天内向申请者发放。会议纪要将分点明确列明重要共识、分歧、进一步讨论的问题以及行动项目，但无须详细说明。

2. 执行目标：FDA 将在会议召开后 30 天内，为 90% 的生物仿制药初步咨询会议和 BPD 一至四类会议准备会议纪要。

D. 条件

会议应满足下述执行目标：

1. 申请者应向相关评审组或评审办公室提交书面请求（信函或传真）和证明性文件（如会议文件）。书面请求应说明以下情形：

a）简述会议目标、申请者提议会议类型以及申请者提议面对面会议或电话会议的形式；

b）列明申请人期待会议实现的特别目标 / 结果；

c）拟定议程，包括每一个议程项预计需要的时间；

d）按学科分组列明问题。每列出一个问题，都必须简要解释其背景，及问题目标。

e）列出预计的外部参会人名单；

f）列出中心受邀参会人 / 学科代表的名单；

g）建议会议日期和时间（如：上午或下午），无论该时间是否符合相关会议类型时间表范围。

2. FDA 期望会议是在实用性的目的下召开的（即会议召开的时机是成熟的，且会议应有召开的必要）。但是，除一些最不寻常的情形外，BPD 二、三、四类会议召开要求通常都会通过。

中心会认为其他会议类型比申请人提出的会议类型更适合，则其可以批准召开其他会议类型，但这需要申请者在会议召开之前，支付《联邦食品药品和化妆品法案》第 744B 条要求的生物仿制药生物制品开发费用，如申请者在第 744B 条规定的时间内未能付款的，该会议将会取消。如果会议因申请者未及时付款而取消后，申请者才支付该笔生物仿制药生物制品开发费的，第 VII.A.1 条所述期限将从 FDA 收到付款的日期起算，而非从申请者最初提交会议要求的日期起算。

申请者可以咨询 FDA，以获取推荐会议流程的进一步信息。

3. FDA 将在 2014 财年第二季度末，筹备并发布生物仿制药初步咨询会议和 BPD 一至四类会议草案指南，并征求意见。

VIII. 术语定义和解释

A. "评审和答复"指完成完整的立卷申请审评后，发布完整答复函。如果答复函内未批准通过的，答复函应详细写明特定缺陷，并且在适当时，说明如需申请批准，应采取何种必要措施。

B. 重大修正造成的目标日期延期

1. 有下述情形之一的，将延长目标日期三个月：在评审周期内任何时间提交原始申请重大修正，临床数据补充材料，或再次提交任何前述申请或材料。

2. 重大修正包括重大新临床安全 / 疗效研究报告；针对已提交研究再次进行的重要分析；提交原申请表内并未包含的带有"保证安全使用元素（ETASU）"的风险评估和减灾策略（REMS）；或对先前已提交经"带有保证安全使用元素"的风险评估和减灾策略进行重要修正。一般情形下，对不带有"保证安全使用元素"风险评估和减灾策略的变更，以及对含有"保证安全使用元素"风险评估和减灾策略的轻微变更，都不属于重大修正之列。

3. 如对评审周期内任何时间提交的生产补充材料进行重大修正的，可延长目标日期两个月。

4. 每个评审周期只能延期一次。

5. 根据 GRMP 指南下的原则，除少数特殊情形下，FDA 下达延长评审期限的决定仅限于少数情形，即新信息的评审可以明显提升审评的效率和在当前的审评环节中促成批准

C. 再次提交原始申请是对答复函指出所有缺陷的全部回应。

D. 生物仿制药初步咨询会议是一次初步评估，仅限于讨论《公共保健

服务法》第351（k）条项下许可是否适用于特定产品的情形，如果适用，则为开发方案预计内容提供一般建议。这一术语不包括涉及汇总数据或完整研究报告实质审查的任何会议。

E. BPD一类会议指其他停滞药品开发项目促进会议（如：临床中断讨论会议、争议解决会议）、特别方案评估会议或重要安全问题解决会议。

F. BPD二类会议指讨论特定议题（如：拟议研究设计或端点）或问题的会议，其中FDA将对现行生物仿制药生物制品开发项目提出针对性建议。这一术语包括汇总数据的实质审查，但不包括或对完整研究报告的审查。

G. BPD三类会议是一次针对现行生物仿制药生物制品开发项目的深入数据审查和咨询会议。这一术语包括对完整研究报告的实质审查、FDA针对拟议生物仿制药生物制品和指定药品的相似性建议，以及FDA针对设计和分析等其他研究的建议。

H. BPD四类会议是一次讨论《公共保健服务法》第351（k）条项下生物仿制药生物制品申请和补充材料的会议。

（四）2015 年 FDA 局长在美国参议院听证会上的证词

2015 年 FDA 局长在美国参议院听证会上的证词

食品药品管理局局长

医学博士 MARGARET A．HAMBURG 的声明

食品药品管理局卫生及公共服务部

见证人：

农业与农村发展小组委员会、食品药品管理局及相关机构

美国参议院

2015 年 3 月 12 日

Ⅰ.介绍

早上好，Moran 主席，Merkley 首席委员及小组委员会各位成员。我是食品药品管理局（FDA）局长 Margaret Hamburg 博士。很荣幸今天有此机会与大家讨论 2016 总统财政年对食品药品管理局的预算要求。在此我想感谢小组委员会过去在 FDA 的投资，帮助我们应对广泛的需求及日益复杂的任务。在 2016 财政年，FDA 将申请 49 亿美元用于维持我们的基本运作和解决当务之急。

在我担任局长的 6 年间，全体委员不断致力于解决这些问题，对此，我谨代表个人向他们表示感谢。大家都知道，本月底我将离任，因此今天将是我最后一次出席小组委员会。我会怀念这些年来和大家一起就共同关注的问题进行的建设性对话。决定离开 FDA 并不容易，因为还有很多事情等着我们去做，我将继续投身于机构的重要工作及使命。但我相信，此时的 FDA 比我初次接手的 FDA 更强大、更有效，并且能更好地应对 21 世纪的挑战。我知道，有诸位的努力，FDA 将继续前进，完成对美国公众的重大责任。

Ⅱ.FDA 在美国公共卫生体系中扮演重要角色

作为一所科学性的监管机构，FDA 肩负着促进并保护美国人民健康的重大使命。在履行使命过程中，我们的目标是确保医药产品的安全性，有效性和高质量，以及我国绝大多数食品供应的安全性。本机构同时也对烟草产品的制造、营销和分销进行监管，并设法减少未成年人使用烟草的比例。在为人们提供安全有效产品和保护人们免受产品危害方面，FDA 扮演着独一无二且重要的角色。

FDA 的重要工作促进了它所监管的行业的创新，创造了就业机会并提高了国内行业在全球市场的竞争力。历史表明，只要公众对 FDA 的监管予以信任，那其监管的行业必将繁荣。与之相反，当食品和医药产品造成严重危害，通常都将带来相关行业的严重经济损失。

国会已意识到 FDA 的重要作用及其全球运作环境的复杂性。因此，FDA 在公共卫生领域被赋予了许多新的责任与权力，包括药品质量和安全法案（DQSA）；FDA 安全和创新法案（FDASIA）;FDA 食品安全现代化法案（FSMA）；家庭预防吸烟和烟草控制法。尽管在现有资金情况下 FDA 已经克服了这些基本公共卫生挑战，但要成功履行这些新权力还需其他重要资源。

Ⅲ. FDA 的成功有迹可循

FDA 过去一年的成绩相当可观，相当于最近几年的总成绩。从食品安全及营养，到医药产品安全及创新，到烟草控制，再到其他各个领域，我们的成绩显示出我们有能力应对日益变化的需求与机会——包括引进新的审批路径、创新技术和前沿科学。

而且，鉴于我们工作的重要性，FDA 绝对是一笔合算交易。美国每位消费者购买的产品中，有 20% 以上都是 FDA 监管的产品，但每位美国人每天只需花费大约 2 美分就能保证产品的安全和有效。美国救生药品的批准速度不低于世界其他任何国家或地区，甚至会更快，人们可以对日常依赖的药品充满信心，而且我们的食品供应是世界上最安全的，相比之下，这 2 美分只能算是九牛一毛。

FDA 创新改善并保护美国食品供应

食品安全现代化。为实施食品安全现代化法案，FDA 发布七项提议规则并基于利益相关者的意见提出四项补充提议。该局在 2014 财政年完成 8607 项高危食品检验，超过目标 6507 项的 32%。此外，FDA 发布了一份食品安全现代化法案操作战略文件，此文件强调我们如何通过优先预防，自愿服从，危险性监管和加大食品安全团体间协作来实施食品安全现代化法案。

基因组食品病原体探测。FDA 建立了全国首个全基因组测序（Whole Genome Sequencing，WGS）试点网络 GenomeTrakr，在整个细菌基因组的基础上，以病原鉴定对爆发源头进行追踪——甚至是在单个农场或食品厂进行。FDA 已采用创新技术，如在检验一家奶酪工厂过程中检验出单核细胞增生李斯特氏菌的爆发则关闭该厂，来采取更快但也更有针对性的行动尽可能防止大量疾病的发生。

营养标签。2014 年 12 月 1 日，FDA 发布两项规定，要求连锁餐饮店及类似食品零售企业的菜单及菜牌上，及自动售卖机的标示上必须标明食物卡路里信息。美国人在外饮食所摄取的卡路里占总摄入量的三分之一，这对公共卫生来说是十分重要的一步，帮助消费者为自己及家人做出明智的选择。FDA 同时对营养标签提出了重要的更新以便配合当前饮食及健康问题，如更突出卡路里标明。

促进创新医药产品发展

医药产品应用审查。FDA 的药品快速审查及使用审查加速程序已帮助向美国病患提供有意义的新产品。2014 年，FDA 批准了 51 种新分子实体药物及生物制品，是近 20 年来最多的一年。2014 年批准的项目包括癌症、丙型肝炎和 2 型糖尿病疗法，以及国会 30 多年前通过罕见病药品法后首次出现的治疗罕见病的最新型药物。新批准的项目中，17 项为"第一类"疗法，代表着治疗疾病的新途径，约三分之二是首次在美国予以批准的项目。除此之外，2014 年批准的重要生物制品包括一些预防乙型脑膜炎、流感和某些特定人乳头瘤病毒的突破性疫苗。

从 2011~2014 年，FDA 用于批准新型医疗器械研究豁免（Investigational Device Exemption，IDE）的中位数天数从 442 天减少为只有 101 天，使新的医疗器械的上市时间缩短了将近 1 年。除此之外，de novo 方案的改进使得 FDA 作出这些批准决策的平均时间减少了 70%。

这些发展不仅证明人类生物学和推动疾病过程的分子机制已得到广泛理解，而且证明 FDA 的创新方法在遵照已有的安全性和有效性的标准的同时，能够促进针对未满足的医疗需求的药品的开发和审查。

滥用威慑阿片类药物。FDA 不断努力促进帮助减少滥用处方药，但致力于确保疼痛病人有合适渠道获取所需药物。2014 年，FDA 批准了三类具有滥用威慑特点的新型阿片药物，为医生提供更低滥用风险的新型有效治疗选择。为帮助鼓励开发更多阿片类药物滥用威慑配方，FDA 召开公开会议就与阿片类产品滥用威慑的发展和评估相关的科技问题进行讨论，并尽力在本年春落实本话题的指导意见。我们同时也批准了带自助注射器的纳洛酮新剂型以允许在社区环境中对阿片类中毒的应急处理。

药品质量和安全法案。2014 财政年间，FDA 对复合工厂进行了超过 90 项审查，发出警告信并与司法部协作采取刑事及民事强制措施。FDA 同时也继续制定新法实施框架。FDA 已发布大量政策性文件以实施经药品质量和安全法案修正的《联邦食品药品和化妆品法案》第 503A 条和由其增加的有关外包工厂的第 503B 条。另外，FDA 在 2015 年 2 月 23 日至 24 日举行首届医药制剂咨询委员会，就与药物调剂相关的科学、技术、医疗问题提供咨询。

FDA 致力于减少烟草对公众健康的影响

家庭吸烟预防及烟草控制法。FDA 已颁布"补充规则"以加大 FDA 对包括电子香烟在内的附加烟草产品的监管权，并正在审查最终规则准备过程中收到的135,000多条意见。此类产品的公共卫生规则能减少使用烟草导致的死亡和疾病。FDA同时密切监管零售商是否遵守向青少年营销及销售烟草产品的相关限定，并对违反情况采取强硬的纠正措施。另外，FDA就烟草产品的危害发起了一场针对青少年的重要公共教育活动，旨在减少或防止后代使用烟草产品。

FDA应对新兴、独特及复杂的挑战

与抗生素耐药性作斗争。面对某些细菌对抗菌药物日益增长的抵制力，FDA已取得重要进展。2014年，FDA批准了四项新型抗生素，为获得用于细菌感染的识别、预防、处理和/或治疗的新型药品提供了更广的渠道。而相比之下，过去十年只有五项新型抗生素获得批准。除了致力于人类医疗产品，FDA也在抗争抗生素耐药性方面取得了重大进步，它为了合法化动物卫生，限制在动物食品生产中使用具有医学重要性的抗菌剂。涉及的所有26家公司已书面承诺，在2016年底之前从FDA批准的标签中撤除动物生产使用一项，并将其他药品使用纳入兽医监督之下。FDA与美国农业部、生产商及医药公司密切协作以支持此类重大改变的实施并收集数据，证明其有效减少耐药性。

埃博拉疫情应对。为应对西非流行的埃博拉疫情，FDA积极采取行动帮助促进埃博拉临床试验药物的发展及可用性，包括向商业开发者和美国机构提供监管意见及指导；应医生要求，帮助埃博拉病人获取临床试验药物；并授权在FDA紧急使用授权机构的监督下开展八项埃博拉临床诊断测试。我们已和世界卫生组织、非政府组织和许多国际监管机构建立广泛合作以支持国际应对工作。FDA同时也对打着预防、治疗或诊断埃博拉幌子的欺诈产品进行监督，并依据承诺采取措施保护公共卫生。

Ⅳ.2016 财政年 FDA 的预算要求

2016 财政年 FDA 总统总预算要求为 49 亿美元，比 2015 财政年颁布的水平高出 4.25 亿美元。其中，有 27 亿美元来源于联邦财政预算拨款，22 亿美元来源于使用者付费。2016 财政年高出的预算中包括联邦财政预算的 1.48 亿美元和 2.77 亿美元的使用者付费。使用者付费的提高来源于几个新项目，以及 FDA 许多现有项目增加的征收机关。考虑到联邦预算的重大压力，我们将预算要求主要集中于 2016 财政年最为紧迫的需求。

食品安全

2016 财政年预算为食品安全提供了总项目费用为 15 亿美元的预算，比 2015 财政年设定水平高出 3.01 亿美元。高出的总费用包括联邦财政预算高出的 1.095 亿美元和使用者付费中高出的 1.918 亿美元。高出的联邦财政预算费用绝大部分将专门用于实施食品安全现代化法案。

FDA 成功实施食品安全现代化法案对减少食源性疾病、增强公众对食品供应的信心以及维护美国在食品安全方面的国际领导地位至关重要。2015 年 FDA 在法院指令下颁布许多重要的食品安全现代化法案，而对于投入大量资金以确保法案及时、有效和正常的实施来说，2016 年将是十分重要的一年。FDA 的合作实施战略需要一种现代方法用于检验与实行，关注食品安全成果并鼓励自觉遵守。要成功，此战略需要对 FDA 及各州检查员进行再培训和重组。根据食品安全现代化法案合作与伙伴关系的主旨，联邦财政预算的大部分资金将由州政府用于实现更好地结合、协调并利用联邦及各州食品安全所做出的努力。

FDA 食品安全现代化法案以"在监管前或监管时进行教育"为理念，同时要求在指导、教育以及技术支持方面支持行业的合规工作，特别是小规模种植农户和制造商。FDA 将通过合作联盟和培训伙伴关系的方式提供支持。

最后，FDA 必须在 2016 财政年重要投资以实施国会授权的新进口安全系统。包括食品安全现代化法案国外供应商验证程序的要求，此类要求是新进口安全系统的基础，也是帮助美国消费者和行业确保食品安全规范和监管公平的竞争环境的关键。

FDA 可应 2016 财政年联邦财政预算的要求而进行的投资将使 FDA 保持动力，及时且成功地实施食品安全现代化法案。若没有该投资，法案实施将被中断并延迟。

医药产品安全与创新

2016 财政年预算提供 27 亿美元项目经费，比 2015 财政年规定水平高出 0.848 亿美元，用于继续关注 FDA 项目中核心医药产品的安全活动。

利用高出的部分预算，FDA 将支持 FDASIA 三项计划的实施：唯一设施标识符；唯一设备标识符；以及电子生物产品应用提交项目。FDA 将继续致力于国家防治抗药性细菌战略（CARB），以帮助确保在食品动物身上谨慎使用具有医学重要性的抗菌剂；为疾病治疗评估新型抗菌药物；使临床试验更为简便；对抗生素耐药菌研发更有效的疫苗。高出的将近 100 万美元将继续用于落实新复方药物监管机构和评定防晒成分。最后，高出的 1000 万美元将帮助 FDA 使其监管过程适应"精准药物"的发展。在该行动上投入资金，将使 FDA 跟上科学发展的脚步并帮助其加速开发具有潜力的新型诊断法及疗法，使精准药物成为现实。

租金和设施

在预算要求范围内，FDA 要求多出的 0.389 亿美元的项目经费用于基础设施建设。FDA 拥有 16，000 名员工，且该数字还在不断增长，这将带来更高的运作租赁成本。如果没有所要求的资金，FDA 无法同时维持壮大的员工队伍、必要的设施需求和与日俱增的项目责任。该预算要求也包括一项为解决 FDA 在白橡树园日益庞大的员工总数和设施需求的可行性研究资金。

现行法律使用者付费

高出的 0.785 亿美元将用于现行法律使用者付费，FDA 利用该笔费用保障人用药品和兽药、生物制品和医疗设备的安全和疗效，保障我国食品供应安全和通过帮助加速创新以提供更安全、更有效以及更高质量的药品来促进公共卫生，以此完成其保护公共卫生的使命。

V.结论

FDA 保护公共卫生的使命对于每位美国人的健康和幸福都是无可或缺的。尽管新法律、科技进步和全球化的市场使我们的责任急剧扩大，但我们利用相对较少的纳税人税款有效履行我们广大的公共卫生责任。我们的预算要求计划将资金有效用于必要的项目当中，为美国人民提供他们所希望的安全食品以及安全有效的医药产品。我们希望今天回答您的问题，并在来年与您携手合作。

（五）2015 年 CDER 主任在美国参议院听证会上的证词

美国持续其领导地位：医疗改革的未来

美国食品药品管理局药品评价和
研究中心主任珍妮特·伍德科克的证词

在美国参议院卫生、教育、劳工和养老金委员会前

2015 年 4 月 28 日

美国卫生和公众服务部
美国食品药品管理局
药品评价和研究中心

尊敬的主席先生和各位委员会成员们：

我是美国食品药品管理局药品评价和研究中心主任珍妮特·伍德科克。我很荣幸在食品药品管理局负责审察新药安全性和有效性。今天感谢诸位就目前医药改进的力度和领域听取我的意见。

1980 年，我初到食品药品管理局的时候，管理局审批新药是否可以进入市场并销售给患者的过程总是遭受诸多批评，要么是因为审批过程太慢，或是落后于其他国家，还有缺少透明度，以及和新药开发商合作等。

如今，凭借食品药品管理局上下的通力合作，我国的药品审查过程呈现出焕然一新的局面——和其他国家相比，我们实施救助患者的新治疗方法是最快的，比以往任何时候都迅速。在 2014 年，由药品评价和研究中心审批的新药中（"新分子实体"），大约 2/3 的新药在美国最早获批见图 2。此外，令人注目的是，我们增强了美国药品安全管理系统，使药品审查程序更加现代化并将新的基因组和相关科学引入到药品评价程序中。

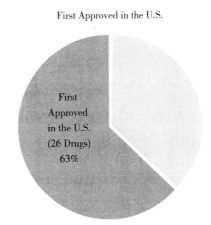

First Approved in the U.S.

First Approved in the U.S. (26 Drugs) 63%

图 2　在 2014 年，由药品评价和研究中心审批的新药中（"新分子实体"），将近 2/3 的新药是在美国最早获批

促成药品审查和发展速度加快的因素

今天的局面不是由单一的行动或是计划性的改变促成的。而是基于《处方药使用者付费法案》，新政府和其他因素的资金投入，其他项目的稳步改进。我们基于外界和内部之间已确认的差距开展这些改进，因此，现在我们有更多可预见的审查时间和额外的资源应对来自应用领域的工作负

荷，以及管理局员工与药品制造商之间的额外互动来确保有价值的药品可以及时送到患者手中。

处方药使用者费用项目

委员会批准 1992 年《处方药使用者付费法案》是我们在审批时间上改进的重要因素之一，顾名思义,《处方药使用者付费法案》以使用者费用的名义为食品及药品管理局提供自己雇佣足够的员工承担日益增加有关新药在美国上市的应用工作。

不过该法案还具有更深远的意义。它建立了及时审批，这是对制造商和患者都是至关重要的原则，食品药品管理局应当在预定的时间内执行审查工作。

在《处方药使用者付费法案》颁布不久，我担任了药品评价和研究中心主任，起初，我就下定决心要按照商业模式来运行该程序，即使用现代化的项目管理技术，建立明确的目标，在执行这些目标过程中，实行审查职员和管理者责任问询制。最后大家围绕中心工作共同努力，稳步降低了审查时间，加大了产业的可预见性，最重要的是，加快了患者使用新型治疗方法的速度。

因此，我非常感谢委员会对使用者费用项目的支持。在不降低管理局对产品安全，功效和质量评判的高标准情况下，对改革我国的药物审批程序和加快新药使用速度起到了推动的作用。在 2014 年，药品评价和研究中心完成了《处方药使用者付费法案》的目标，有 98% 的新药得到了审批。

除了《处方药使用者付费法案》外，还有许多其他的举措对于我们在实现这些目标中取得的进步都有促进作用，包括：加快美国食品药品管理局审批项目，加大与医药产业的合作以及使用替代终点来推进医药发展。

加快美国食品药品监察局审批项目

对于重症患者，现有的治疗方法无法满足他们的需要，在这时，需要让新的治疗方法能够迅速地进入患者和主治医师的手中。FDA 的加快审批项目是建立在意识到这种新的需要的基础之上的。

加快批准

自《处方药使用者付费法案》实施以来，FDA 创建了加快批准项目，允许针对治疗严重的和威胁生命的疾病的某一新药在"替代终端"的基础上获批，换句话说，就是不再直接衡量对患者的益处，而是使用生物标记物或者标准在可能合理的情况下预测临床的益处。

加快批准的情况下，申办者必须实施或完成批准后期必须是研究以确保药品可以真正地帮助人们。替代终端作为临床终端的临时替代者用来测量药品的真实效益：不管是患者感觉好起来，还是作用更换或是活得更长。替代终端通常允许在更短的时间内更少的人口数量下进行临床试验从而降低药品研发的时间和成本。更多关于替代终端和其他的生物标记物如何被用来加快研发药品的信息在下面将会提到。

因为加快批准项目，药品评价和研究中心已经加快批准了 90 多种新药和生物制剂。在 2014 年，在药品评价和研究中心批准的 41 种新药中有 8 种是在加快批准项目中得到批注的（占据 20%）图 3。

Innovative Methods for Expediting Approval

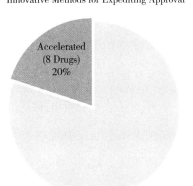

Accelerated
(8 Drugs)
20%

图 3　在 2014 年，在药品评价和研究中心批准的 41 种新药中有 8 中是在加快批准项目中得到批注的（占据 20%）

优先审批

"优先审批"也针对一些药品，这些药品与现有的药品相比在治疗严重的或威胁生命的疾病方面就安全性和有效性而言，可能有显著提高。优先审批药品会有一个将审批时间缩短至 6 个月的 FDA 审批计划。举例来说，从 2008 年开始到 2014 年底，药品评价和研究中心已经在根据优先审批指令，将 93 种新药和生物制剂的审批时间均缩短为 6 个月。在 2014 年，药品评价和研究中心将 41 种新药中的 25 种制定为优先审批药物见图 4。

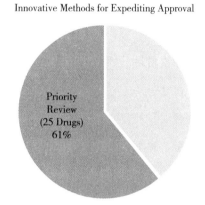

Innovative Methods for Expediting Approval

图 4　在 2014 年，药品评价和研究中心将 41 种新药中的 25 种制定为优先审批药物

快速通道

"快速通道"是另一个快捷项目，帮助减少药品进入市场的时间，研发这些药品主要是为治疗那些严重的威胁生命的疾病。指定的快速通道主要是用于针对某些药品，在严重状况下，有非临床或临床数据证明该药品可能会满足现有的医药不能满足的需求。

一种药品收到指定的快速通道名额时，FDA 会和它的申办者会密切协作加快提交药品发展规划，设计临床试验并鉴定任何必需的数据去支持FDA 批准该药。此外，一旦申办者开始开发支持审批的数据，可以提交该数据用于"滚动式审查"。滚动式审查允许申办者在完全投入应用之前提交上市申请的部分数据进行审查，而不是按照通常的审查程序将上市申请的所有程序都提交上去。

从 2008 年到 2014 年药品评价和研究中心已经通过快速通道审批了 76

种新药和生物制剂。2014 年，药品
评价和研究中心审批的 41 种新药中，
有 17 种是在快速通道下审批的（占
据 41%）见图 5。

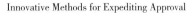

Innovative Methods for Expediting Approval

突破性疗法认定

在 2012 年，国会将"突破性疗
法"认定作为另一种新的工具，用
来加速推进针对严重的和威胁生命
疾病的新型重要的治疗方法。

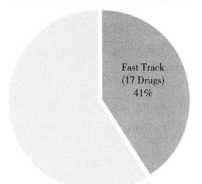

图 5　2014 年，药品评价和研究
中心审批的 41 种新药中，有 17 种是
在快速通道下审批的（占据 41%）

突破性疗法认定是针对某种药品提出的，在非常严重的情况下，有初
步的临床证据显示该药品与现有的疗法相比就一种多种临床终端而言可能
表现出实质性的提高。像某些药物可以享受快速通道认定一样，上述突破
性疗法可以享受 FDA 的集中引导，帮助申办者更好的设计他们的药品研发
项目，因此，将快速顺利获批的可能性提高到最大化。此外，突破性疗法
药品可以收到来自 FDA 高级管理者和有经验的审批专家的共同承诺，他们
会通力协作，加快这些潜在的高效药品的审批。

自 2015 年 4 月 16 日起，药品评价和研究中心和生物学评价和研究中
心指定了超过 84 种新型疗法作为突破性疗法 24 种已经收到营销审批。此
外，在许多案例中突破性进展程序不再使用更多的 FDA 快速审批次数，缩
短了这些疗法的整体研发时间。在 FAD 和新型药品申办者紧密合作下，突
破性疗法项目有望取得进一步的成功。

在 2014 年，药品评价和研究中心批准的 41 种新药中有 9 种被指定为
突破性疗法（占 22%）药品见图 6。

扩大与医药产业的合作

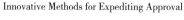

正如突破性疗法项目这一举措，通过我们的努力，我们扩大了FDA与医药产业的合作，这是我在FDA任职期间发生的具有更深远变革的事件之一。近年来，FDA与医药产业之间的会议已成为惯例，事实证明，这些会议对于提高已计划的临床试验，研发时间表和数据需求等方面的交流是非常宝贵的。

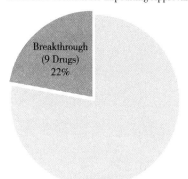

图6　在2014年，药品评价和研究中心批准的41中新药种有9种被指定为突破性疗法药品（占22%）

在提高FDA与医药产业之间的交流后，影响变得越来越明显。最近，FDA检查了在新药审核前的交流下审批的新药研发时间，并和没有在此会谈下审批的新药的研发时间进行了对比结果相当惊人。比如，在2010年和2012年间，在审批的新药中，平均临床研发时间是过去没有进行召开新药审核前会议的三倍还要快。2014年在《柳叶刀》杂志上的一篇文章，名为"生物医学研究：增加价值，减少浪费"（2014年1月11日）。里面记载每年全球花在研究上的开支有85%即2000亿美元都浪费在毫无计划的开支上了，因此我认为加大FDA与医药产业的合作可以显著地减低此种浪费。

扩大FDA与医药产业合作另一个成果就是实质性地降低了申请审批周期的数量。"多重审批周期"会在申办者提交待批复的上市申请之后而FDA并没有在第一轮审批中同意时出现。如果最终药品能通过审核，对于FDA和产业而言，最有效的结果是，在申请第一轮审批中就能获批。

在第一轮审批中没有得到FDA批准的药品，其申办者必须返回重新收集额外的数据，解决他们上市申请中的缺陷，在此提交他们的申请让FDA再次审批。不过，想要在第一轮审批通过就需要准备一份无重大缺陷的申请。

作为 FDA 和医药产业更好合作的结果，它帮助公司在提交申请之前鉴别所需要的数据，分析得到批注所必需的材料，目前第一轮就能获批的新药已经超过提交药品的 70%，而在过去这连总提交药品的一半都达不到。

比如，在 2014 年，药品评价和研究中心批准的 41 种新药中有 78% 的新药是在第一轮审批中获批的见图 7。如图 8 所示，这种转变减低了医药产业和早期接触这种新疗法的患者的成本。在使用者费用项目没有成立之前，这种有利于项目加速研发的早期和频繁交流是不可能的。因此，我再次感谢委员会授权和再授权使用者费用项目。

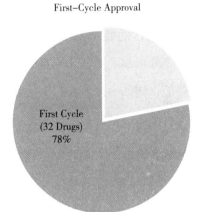

First-Cycle Approval

First Cycle
(32 Drugs)
78%

图 7　在 2014 年药品评价和研究中心批准的新药中，有一大部分是在第一轮审批中批准的（占 78%）

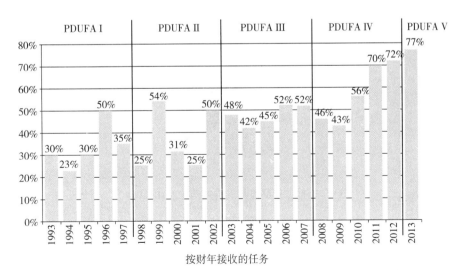

图 8　CDER 首轮审批通过率

使用替代终点来推进医药发展

正如上面所提到的，按照惯例，预计替代品可能对某一严重的或者是威胁生命但又缺乏好的治疗方法的疾病有一定效果时，FDA 在加速审批的基础上，允许使用替代终点。不过，当科学研究进步到可以有效地在替代终点和临床受益建立相互联系的时候，替代终点可能会依靠惯例审批，抵消研究确认的要求，在加速审批的情况下，申办者只得服从。举一个例子，降低增高的血压水平是众所周知的替代终点，用来反映心血管并发症的降低，诸如中风。在过去的很多年中，FDA 允许惯例批准的途径应用于批准大范围的治疗血压疾病的药品，因此，大大地扩大了抗击中风和其他与心血管状况相关的治疗机会。

在过去的五年间（2010~2014），共有 197 种新药和新的生物制剂得到FDA 批准，其中有 84 种（占 43%）是依靠替代终点得到批注见图 9。列有依靠替代终点获批的 84 种新药和生物制剂（包括管理审批和加速审批）的测定表格与附录是连在一起的。

共计197个新药/生物制品被批准；其中84个是根据替代终点批准的

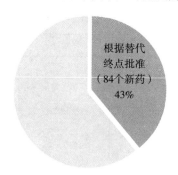

图 9　根据替代终点批准的新药（2010~2014）

有关新的治疗方法越来越多的活动记录

上述的每一项改进都有助于加速阻止和抵抗疾病的新治疗方法的研发

和审批。过去的一年，我们展示了这些改进是如何起作用的；FDA 一共审批了 51 种新药和新的生物制剂，其中 41 种是由药品评价和管理中心审批的，10 种是由生物学评价和研究中心审批的。此外，在 51 种新药中有 21 种是孤儿药。

过去很多年，我们国家的审批时间总是晚于其他国家，如今这种现象已经扭转过来了。现在，FDA 审批药品的平均时间比其他任何国家都要快：比日本快 40 天，比加拿大快 70 天，比欧盟快 174 天。根据英国监管科技创新中心的报道，从 2004 年到 2013 年，在日本、欧盟、加拿大、澳大利亚、瑞士和 FDA 获批的新药中，有 75% 首先在 FDA 获批。不过，正如下方的图 10 所示，通过另一项独立的分析得出：在新药的引进方面，FDA 继续引领欧盟和其他先进国家。

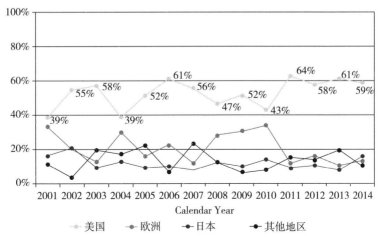

来源：Magorine (2001~2006), *Phormoprlects/Citsine* Pharine 药物研发年度审评报告 (2007~2014)

图 10　全球新活性物质首次上市区域（2010~2014）

这项进步最重要的影响就是对于美国患有无法治疗或者治疗情况糟糕的疾病的病人而言，他们可以比其他国家的患者更快更好地收到最新的治疗方法。此外，FDA 在药品安全监督系统中采取的重大改进意味着美国的患者可以确信这些新审批的新药在美国上市之后会持续得到认真的审查以检测任何未预测到的副作用从而为 FDA 采取快捷合适的行动留出余地。

前行的道路

虽然我们已经取得了很大的进步，但是正如委员会指出，如果我们想确保美国在生物医学上的引领地位，还有很多困难需要去克服。当国会和 FDA 携手合作极大程度上减少 FDA 审批时间的时候，许多严重阻碍药品研发的挑战出现在 FDA 审批之间。为了将基础科学知识大爆炸有效地转化为患者需要的治疗方法，我们必须共同努力克服挡在前进路上，那些存在于基础设施和科学中的关键障碍。在 2015 年 1 月，政府开启了"精密医学行动"，旨在促进和提高在正确的时间对正确的病人进行靶向治疗做出极其重要的新努力。在总统的 2016 年预算中，准备向'精密医学行动'投入 2.15 亿美元，承诺用最新的工具、知识和治疗方法来武装临床医生，争取让每一位患者都能收到最好的治疗。下面，我要讲述一下推进研发新的治疗方法的几个具体方面。

削减临床试验费用

首先，在医药研发过程中，临床试验费用持续增长，是成本增加的一个最重要的原因。现在，一种新药的开发商花费数百万美元来设计临床试验，建造一系列精密的试验设施，寻找并招募研究者，实施一系列的试验，最后掌握试验数据。每当一种新药在检验时，检验过程都是重复的。但是花了巨大费用建造成的试验设施，在研究一结束就要全部拆掉。

我们相信会有许多方法来提高临床试验效率，诸如广泛使用临床试验网络和主协议。我们愿意和大家一道来检验这些可能性。

对生物标记物技术和其他工具进行优化

其次，必须极大地优化鉴别和评估生物标记物应用的技术以及其他科学工具。这些工具可以用来预测和评估候选药物在临床试验和人身上的效果。从学术上讲，生物标记物被定义为具有物理的，生物化学的或者基因的特征并且能够被客观地测量和评估的物体，可以用来作为健康或疾病的指示器，或者是用来评估治疗干预的反应。换句话说，生物标记物就是在身体上所做的实验产生的结果，比如血糖或者胸透。生物标记物在药品研发方面用处很多，比如识别出合适的患者去参加临床试验，执行安全监控和筛选治疗特定患者的方法。现在有成百上千的生物标记物应用到药品研究中去。不过，基于新科学认识的生物标记物在临床应用上的发展很慢，很大一部分是因为缺乏证明它们有效性的证据。缺乏新的，充分认识的生物标记物也会影响到药品的研发，这些新的实验可能会加速药品性能的评估，包括药品安全和有效性的预测。和临床试验遇到的问题相同，用来评估新的生物标记物的科学基础设施也无法跟进该活动的需要。

通常，在为新的分子申请新药审核前交流活动时，药品申办者会和FDA就临床药物研发中的新生物标记物产生互动。这些讨论是在保密的情况下进行的，如果新的生物标记物是用于一个特定的药品研发项目，它们就没有必要受制于更大范围的科学监察。为了解决这一困境，药品评价和研究中心最近设立了生物标记物资格项目。在该项目中，FDA指定那些在某一确定用途具有功用的生物标记物为合格的生物标记物，在监管程序下，任一开发商都可以在特定用途下使用。这些合格的生物标记物只是FDA在审批过程中用到的生物标记物的一部分。

FDA意识到关于如何通过审批程序让这些新的生物标记物变得合格，人们依然会有困惑。一些人认为许多生物标记物在资格过程中"止步不前"。真实的情况是在生物标记物鉴定程序中，大部分项目仍处于搜集证据的阶段，还需要大量的时间因为在科学界还需要大量的研发工作。

不过，注意到生物标记物不需要通过正式的鉴定程序，或者大部分都不需要是很重要的。正如先前所提到的，FDA有能力与那些想要在他们的药品研发项目中使用不同的新生物标记物的申办者直接合作。比如，申办者可以提议在临床试验中使用替代终点——生物标记物中的一种，不过这要建立在科学领域现有的关于特定替代终点的知识之上。申办者可以通过《处方药使用者付费法案》项目中具有的"临床试验方案制定特许"程序要求FDA同意其使用替代终点这些特定产品的替代终点是生物标记物为了支持药品研发和审批不需要通过我们的正式鉴定程序的一个例子。生物标记物在所谓的"个性化"或"精准"药品的发展领域也是非常重要的。在此领域，药品的使用人群被定向为患有基因决定或其他疾病特征的一小部分人群。靶向药品的研发是未来药品疗法最有前途的领域之一。患者可以根据特定的试验结果选择治疗方法（比如基因试验或其他的生物标志物），这些药品对患者的疾病（肿瘤、丙型肝炎、囊胞性纤维症）都可能产生效果。

在20世纪90年代初期，在FDA审批的新药中靶向治疗药品仅占了5%。今年来，约有1/4的新药审批是在靶向药物研发项目下进行的，而且比例随时间呈现不断增长趋势。

最近审批的新型重要靶向癌症治疗包括：治疗黑素瘤的曲美替尼（曲美替尼）和达拉菲尼（达拉菲尼胶囊）；治疗淋巴瘤和白血病的依鲁替尼；治疗肺癌的色瑞替尼（色瑞替尼）。上述靶向治疗的研发正在迅速的扩展开来。同样的，对于其他疾病的靶向治疗也已得到审批，包括：囊胞性纤维症的治疗，丙型肝炎的突破性治疗都潜在地在接受治疗的绝大多数人群中收到了效果。当靶向治疗变得普及的时候，就必须提高生物标记物在这些治疗方法中的标准程度并且增加人们对生物标记物的认识。

利用临床试验的迹象

关于药品作用的信息来源可以通过临床试验的迹象（也称为"实际循证"或"海量数据"）我曾经非常积极地实施"FDA 哨兵行动"即，建立一个全国范围的电子系统使 FDA 可以监察药品和生物制剂上市后的安全问题。"哨兵行动"可以使 FDA 通过该行动进入各种卫生保健数据库——比如电子档的健康记录系统，行政的和保险索赔数据库，登记系统来快捷安全地评价可能的药品安全问题。"哨兵行动"是在卫生保健中此类信息的最大用途之一，在检测安全性和分析安全信号方面至关重要。但是利用临床试验的迹象来建立药品有效性的技术，比如评估新药用途任处于初期阶段。因此，为了实现利用临床试验迹象的这一目标，我们首先必须建立所需的方法论。

增强患者参与

最后一个例子主要强调让患者参与处于药品研发的中心位置。FDA 意识到患有慢性疾病的患者才是最了解疾病疗效和当前治疗情况的专家正像大家所看到的一样，《FDA 安全与创新法案》指导 FDA 开启一项让更多患者参与到药品研发中的项目。我们已经有数次公开会议从患者那里来获得重要见解。不过我们也认识到只有通过有组织有代表性的形式搜集信息才会对药品研发最有用。我希望在诸位即将进行的立法中可以和大家一道共同推进以患者为重点的药品研发活动。

结论

还有一些其他的领域是我们想和大家一起合作的，包括使医药制造现代化，鼓励研发新的抗生素，提高 FDA 药品 / 器械联合产品的审批过程。我相信上面我所提到的挑战是 FDA、医药产业和患者群体共同的挑战，因为我们有共同的利益。我期待能和国会一起携手解决这些挑战，从而更好地为患者服务并促进医疗改革。

再次感谢今天邀请我和大家分享我的看法。

（六）关于我国国家药品审评机构组织框架的设想[注]

关于我国国家药品审评机构组织框架的设想

国家食品药品监督管理总局今年连续出台多个政策，围绕药品审评审批机制改革对外释放了强烈的信号。"改革刻不容缓"！自从成立专门的国家药品监督管理机构以来，药品审评审批一直是其核心监管职能。1995 年药品审评中心正式挂牌成立，编制 50 人。2000 年药品审评中心增编至 120 人，但是 15 年过去，药品审评中心未再有人员编制上的突破，但在此期间药品审评中心至少有 3 次大规模组织相关人员集中清理审评任务积压的问题。如果要寻求彻底改变这一现状，改革者就不得不思考究竟是什么制约了我国药品审评？为什么大家只看到"多"和"少"的问题，而不去深究这一现象背后的原因是什么？我们的人事制度、财政制度、机构职责、法规体系是否与行业发展和现代监管相匹配？我们的监管理念有没有摆脱"官本位"和"计划经济"下的惯有思维？为什么当各国监管机构都在积极扩充

[注] 本文写于 2015 年 11 月。

审评力量时，我们却迟迟不能突破 120 人的魔咒？……所幸，药品审评审批改革的机遇终于来到了。

纵观国外较为成功的药品审评模式，无外乎美国模式、欧盟模式和日本模式。美国模式是采用组建一个职能完备、功能齐全、人员众多、链路闭合并以 FDA 为主导的审评审批模式。欧盟模式是采用松散联盟组织，基于 ICH 技术要求且以专家审评为主导的审评审批模式。日本模式是采用政府购买第三方服务，审评与审批相分离的模式。当然，从最直接的监管效果看，依然是美国模式优于其他两种模式，其理由如下：从全球范围看，① FDA 的监管效率和监管质量最高；②全球首家上市新药多数首选在美国上市；③ FDA 的新药审批用时最短；④ FDA 的监管权威和科学性首屈一指。既然如此，我们何不乘风破浪，迎着改革的春风，对中国药品审评审批来一个全新谋划？

FDA 之所以能在有限的人力资源情况下做好药品监管，其关键在于 FDA 下辖的"药品审评与研究中心"（CDER）整合了资料受理、审评审批、药物警戒、现场检查和标准复核等环节，保证了药品从上市前到上市后全链路监管的闭合，而且这部分人员在整个 FDA 雇员中占近 1/3，如果同时算上"生物制品审评与研究中心"（CBER）雇员，那么 FDA 负责整个药品监管的雇员会达到 1/3 以上。对于 CFDA 而言，亟须理顺目前的监管机制体制，改变现有分段式管理和属地管理模式，加强垂直管理和闭合监管链路，并应该将最好的监管资源集中在上市准入环节。为此，本文大胆对药品审评机构重新进行组织框架设计，使之符合我国监管需要。

一、改革目标

此次药品审评审批机制改革的目标应是彻底剜除监管机制中的顽疾，

改变药品监管无力的被动局面，建立起符合药品科学监管规律的一套全新监管机制。

二、指导思想

根据党的十八届三中、四中、五中和六中全会关于完善统一权威的食品药品监管机构的会议精神以及 2015 年 5 月习总书记在主持中共中央政治局学习讲话时提到"用最严谨的标准、最严格的监管、最严厉的处罚、最严肃的问责，加快建立科学完善的食品药品安全治理体系"的总体要求为指导，汲取国外监管机构的成功经验，探索建立全新且符合现代药品监管规律的药品审评审批机制体制。

就药品而言，一个有效的监管应是始终围绕公众用药安全做好风险管控，在这过程中，既要确保公众用药的可及性和可获得性，又要为公众用药安全把好关。因此，监管部门需要与利益相关方有充分沟通和良性互动，统筹兼顾好创新和仿制、监管和促进之间的关系。在保护和促进公众健康的同时，监管部门也有责任和义务帮助工业界加快在健康领域的成果转化。

三、改革方向

当前我国药品监管面临的最主要问题是法律法规不完善，各部门配合默契度不高，关键部门人员太少，监管链路未闭合导致监管脱节，地方机构存在监管错位等问题。若要扭转目前的监管困境，可从完善法规体系和整合监管资源两大方面入手，这也是 FDA 成功的关键经验。美国有 200 多部法律对 FDA 的监管工作有充分授权和足够支持，这使得 FDA 的执法权威和发展空间能够得到保证。另外，FDA 对食品、人用药、化妆品、医疗器械、烟草、兽药的全链路监管基本是由其下辖的 7 个技术中心去执行，美国政府机构没有行政机关和事业单位之分，这 7 个技术部门与 FDA 机关部分同属联邦政府，而且 FDA 在用人政策上比较开放不设国别限制，再加上"旋转门"制度的实行，FDA 能够招募到高素质人才充实到监管队伍中。由于 FDA 属于美国联邦执法力量中的重要一支，与 FBI 地位等同，因此各州郡不设食药监管机构，但 FDA 在全美及海外设有派驻机构，这种机构设置方式保证了 FDA 执法监督的独立性。

四、改革方案

为彻底改变目前药品审评审批屡遭诟病的现状，本方案建议将现有的药品化妆品注册管理司、药品化妆品监管司、中国食品药品检定研究院、药品审评中心、药品评价中心和药品审核查验中心等机关单位的药品职能进行合并，并将国家总局和各自治区、省、直辖市局有关药品注册受理职能纳入到新合并的机构中，构建一个类似于美国 FDA CDER 这样的机构，将受理、审评、检验、检查和审批等职能整合在一起，并将药品上市前和上市后的监管链路闭合。新成立的机构将能有效协调各个环节的监管资源，及时采取措施切实保证公众用药安全。

按此设想，新的药品审评审批机构将成为一个兼具药品审评和审批职能，贯穿药品整个生命周期的全链路监管的超级中心。利用两个五年规划，采取"两步走"战略去加强新的药品审评机构建设，第一阶段（2017年12月31日前）：将上述机构合并后，人员规模可达1500人左右；第二阶段（2018年1月1日至2025年12月31日）：计划招募3500人，实现在"十四五"末期达到5000人规模，确保新的药品审评机构在专业设置、人员配置、能力建设和机制体制等方面符合药品现代监管要求，重塑药品监管权威和公众信心。

新组建的药品审评中心设中心主任 1 人，副主任和首席科学家若干，中心下辖 1 个党委办公室和 15 个职能办公室。这 15 个职能办公室分别是"首席科学家办公室""新药办公室""仿制药办公室""疫苗、血液制品及基因治疗产品办公室""中药民族药办公室""转化科学办公室""药物警戒及不良反应监测办公室""科学调查办公室""法制规划及执行办公室""网络安全及信息开发办公室""人力资源办公室""财务预算及规划办公室""国际合作及培训办公室""政策研究及开发办公室"和"防止利益冲突及伦理办公室"。

（一）党委办公室

主要负责中心党务工作，加强党组织文化建设，密切党员群众以及干部群众之间的联系，调动和发挥党员领导干部的先锋模范带头作用。

（二）首席科学家办公室

首席科学家主要为中心主任和总局领导就我国药品监管的战略发展方向提供建议和规划，做好药品监管制度的顶层设计，提出学科建设方向，指引技术创新领域更好地服务于公众健康。"首席科学家办公室"下辖"科研规划及立项办公室"和"毒物分析及安全测试研究所"。

1.科研规划及立项办公室（80 人）

根据药品监管需求，提出监管领域亟须解决的问题、技术和方法，以科研立项形式面向监管机构和社会公开征集解决方案，共同促进科学监管。

2.毒物分析及安全测试研究所（310 人）

主要对所有医药相关产品中已知或未知毒物进行测定分析，制定相关标准。

（三）政策研究及开发办公室

负责研究和收集国外药品监管机构信息，分析各国监管制度和政策，为我国药品监管制度或政策的制定提供指导和规划。另外，负责统筹、协调和组织其他办公室制定相关指导原则。

（四）防止利益冲突及伦理办公室

负责对整个中心职业伦理道德建设和防止利益冲突方面的制度建设，负责领导和组织中心各部门制定各项工作规范和 SOP，负责药品利益相关方在监管活动中利益冲突的处理，负责药品监管工作公开事项的研究并进一步扩大公开范围和内容。

（五）新药办公室

负责我国上市新药的审评审批，下辖若干审评办公室，每个办公室设有医学组、药学组和法规事务组。其中医学组包括临床医学和药理毒理专业，并根据不同临床适应证分为若干适应证领域小组，其主要负责医学研究和药理毒理研究资料审评；药学组主要负责 CMC、标准复核及检验、生产设备及 GMP 等药学生产方面的研究资料审评；法规事务组负责每个审评小组的内外沟通协调、组织会议、会议记录、审评时限等，并协助办公室主任和综合意见报告人做好审评日常事务管理。

（六）仿制药办公室

负责我国仿制药的审评审批，下辖若干审评办公室，每个办公室设医学组、BE 组、药学组和法规事务组。其中医学组主要负责各适应证领域仿制药临床研究资料的审评；BE 组主要负责仿制药生物等效性试验研究资料的审评；药学组主要负责 CMC、标准复核及检验、生产设备及 GMP

等药学生产方面的研究资料的审评；法规事务组负责每个审评小组的内外沟通协调、组织会议、会议记录、审评时限等，并协助办公室主任和综合意见报告人做好审评日常事务管理。

（七）疫苗、血液制品及基因治疗产品办公室

负责我国疫苗、血液制品及基因治疗产品的审评审批，下辖若干办公室，每个办公室设有医学组、药学组和法规事务组，其中医学组按不同临床适应证分为若干适应证领域小组，主要负责医学研究资料和药理毒理研究资料审评；药学组主要负责 CMC、标准复核及检验、生产设备及 GMP 等药学生产方面的研究资料审评；法规事务组负责每个审评小组的内外沟通协调、组织会议、会议记录、审评时限等，并协助办公室主任和综合意见报告人做好审评日常事务管理。

（八）中药民族药办公室

负责我国中药、民族药及植物药产品的审评审批，下辖若干办公室，每个办公室设有医学组、药学组和法规事务组，其中医学组按不同临床适应证分为若干适应证领域小组，主要负责医学研究资料和药理毒理研究资料审评；药学组主要负责药材、CMC、标准复核及检验、生产设备及 GMP 等药学生产方面的研究资料审评；法规事务组负责每个审评小组的内外沟通协调、组织会议、会议记录、审评时限等，并协助办公室主任和综合意见报告人做好审评日常事务管理。

（九）转化科学办公室

"转化科学办公室"负责支持"新药办公室""仿制药办公室""疫苗、血液制品及基因治疗产品办公室""中药民族药办公室"的相关专业审评

工作，下辖"临床药理办公室""生物统计学办公室""微生物及病理学办公室""公共卫生及流行病学办公室"和"医药新技术应用及开发办公室"。

其中①"临床药理办公室"主要负责人体 PK/PD 和定量药理学的审评；②"生物统计学办公室"主要负责对统计方法和结果进行验证，并做出评价；③"微生物及病理学办公室"负责对病原微生物、组织病理学以及生物化学进评价；④"公共卫生及流行病学办公室"主要负责药品审评审批在公共卫生领域政策和技术要求的制定，如突发公共疫情、生物恐怖袭击以及孤儿药等；⑤"医药新技术应用及开发办公室"主要负责对前沿科学技术的追踪和转化可行性研究，前瞻性地提出药物监管应对举措，如纳米技术、克隆技术、3D 打印技术、微型机器人技术等。

（十）药物警戒及不良反应监测办公室

主要负责对在研新药和已上市药品的不良反应监测追踪和分析，并提出风险控制措施；负责收集、整理和发布我国非处方药品种目录；配合各审评办公室共同做好对处方药包装标签的审核。下辖"化药及生物制品不良反应监测办公室""疫苗、血液制品及基因治疗产品不良反应监测办公室""中药民族药不良反应监测办公室""药物流行病学调查办公室""处方药推广及标签审核办公室""OTC 办公室"和"药物风险防控办公室"。

其中①"化药及生物制品不良反应监测办公室"主要负责对化学药物和大分子治疗用生物制品的临床不良反应进行监测分析，并提出风险控制措施。②"疫苗、血液制品及基因治疗产品不良反应监测办公室"主要负责对疫苗、血液制品及基因治疗产品的临床不良反应进行监测分析，并提出风险控制措施。③"中药民族药不良反应监测办公室"主要负责对中药、民族药和植物药的临床不良反应进行监测分析，并提出风险控制措施。④"药物流行病学调查办公室"主要根据"化药及生物制品不良反应监测办公室""疫苗、血液制品及基因治疗产品不良反应监测办公室"和"中药民族药不良反应监测办公室"的不良反应监测信号和分析结果，对重要的药物流行病学资料进行现场收集和数据分析，尤其是群体性药害事件，明确风险原因，提出有效的风险控制措施。另外，为所有的审评办公室就审评所需的药物流行病学数据资料提供支持。⑤"处方药推广及标签审核办公室"协助各审评办公室做好包装标签的审核。⑥"OTC办公室"负责维护和更新我国非处方药品种目录。⑦"药物风险防控办公室"主要负责精神类药品、麻醉剂、兴奋剂、吗啡类药品、放射性药品，以及含有易制毒成分的药品就其合理使用、防止滥用提出风险管控措施。另外，为防止药品误食误服的情况发生，"药物风险防控办公室"还需对因药物颜色、形状、规格、包装和标示容易发生误食误服的情况做出具体规定。

（十一）科学调查办公室

"科学调查办公室"主要负责对药品研制和生产现场进行检查，并负责建立"黑名单制度"，对外发布药品研制和生产过程中有违规行为的单位和个人。下辖"GCP合规调查办公室""GLP合规调查办公室""GMP合规调查办公室"和"科研诚信办公室"。

其中①"GCP合规调查办公室"主要负责根据GCP规范对临床PI和临床研制现场的合规性进行检查。②"GLP合规调查办公室"主要负责根据GLP规范对实验室研制现场的合规性进行检查。③"GMP合规调查办公室"主要负责根据GMP规范对生产现场的合规性进行检查。④"科研诚信办公室"主要负责将调查中发现的有违规行为的个人和单位将之公示于众，并建立"黑名单制度",如调查中发现涉及违法行为的,将配合"法制规划及执行办公室"将案件移交司法部门处理。

(十二)法制规划及执行办公室

主要负责规划和落实药品管理相关法规的立法修法工作,为中心日常监管工作提供法律支持和服务,负责解决司法争议问题,负责中心内外药品管理相关法规的培训和宣传工作,负责整个中心办公区域的安全保卫工作。下辖"立法办公室""法务办公室""法制宣传办公室"和"安保办公室"。

其中①"立法办公室"主要负责规划和落实药品管理相关法规的立法修法工作,加快完善药品监管法规体系建设。②"法务办公室"主要负责为中心日常监管工作提供法律支持和服务,负责解决监管过程中遇到的各种司法争议问题,以及配合各级法院做好司法材料准备、上庭答辩和司法协调工作。③"法制宣传办公室"负责中心内外药品管理相关法规的培训和宣传工作。④"安保办公室"主要负责整个中心办公区域的安全保卫工作,负责对整个办公区域突发事件的应急处理,如消防、恐怖袭击等。

(十三)网络安全及信息开发办公室

负责整个中心计算机设备、网络建设和信息开发工作,负责总局网站中有关药品方面内容的信息维护以及网络信息收集和反馈,负责信息安全工作,负责申报资料受理和中心档案室的维护和管理,负责中心电视电话会议技术的开发应用,负责各种数据库和专业学术平台的开发建设及维护。下辖"资料受理及中心档案室""网络安全办公室""计算机及信息开发办公室"和"在线沟通交流及网络宣传办公室"。

其中①"资料受理及中心档案室"主要负责申报资料受理和电子化管理，结合 eCTD 开发电子化审评系统，便于审评流程追踪和时限管理。②"网络安全办公室"主要负责网络开发、系统维护和网络安全建设，按照保密性要求开发远程办公系统和审评系统，负责中心电视电话会议技术的开发应用，负责中心员工网络密匙和电子授权管理。③"计算机及信息开发办公室"主要负责中心计算机设备维护，负责各种数据库和专业学术平台的开发建设及维护，负责中心员工电子工卡的管理、更新和维护，负责国外监管机构门户网站信息的跟踪和整理。④"在线沟通交流及网络宣传办公室"主要负责总局网站中有关药品方面内容的信息维护和更新，负责网络反馈中有关药品方面的信息收集和处理。为便于利益相关方充分了解我国监管机构的新动向和及时互动，也为了进一步扩大监管机构的影响，"在线沟通交流及网络宣传办公室"需负责开发药品相关 App 技术并大力推广应用，并重视新媒体技术在网络宣传中的重要作用。

（十四）人力资源办公室

主要负责解读和构建中心人事管理制度，根据中心战略规划做好人力资源开发工作，尤其是要做好后备人才的储备和培训工作，以及高端战略人才的引进。负责整合国外高校和科研院所资源，为现职人员的继续教育搭建好平台。负责制定中心工作人员薪资福利标准，使之薪酬待遇在行业范围内科学合理。负责为员工开发领导力、团队协作、绩效管理和使命愿景等管理课程。负责为员工解读各种福利政策和劳动保护。负责解决劳动争议、用人不公和用人歧视等问题。负责员工人事档案管理和个人信息保密工作。下辖"战略人才开发办公室""后备人才储备及人力资源开发办公室""继续教育办公室"和"薪资福利办公室"。

其中①"战略人才开发办公室"应根据中心发展需要积极引进各专业高端人才和综合性战略人才的引进工作，积极配合国家相关部门做好海外人才的引进并落实好各种福利待遇，跟踪高端人才的使用和管理情况，杜绝人才使用过程中出现有违犯国家相关政策规定和不尊重人才的情况发生。②"后备人才储备和人类资源开发办公室"主要根据中心发展需要做好后备人才库建设，可通过参与中心课题研究的方式去招募实习生和学者来储备和开发中心后备人才，负责为员工开发一些诸如领导力、团队协作、绩效管理和使命愿景等管理课程，负责员工人事档案管理和个人信息保密工作。③"继续教育办公室"负责整合国外高校和科研院所资源，为现职人员的继续教育搭建好平台。④"薪资福利办公室"主要负责制定中心工作人员薪资福利标准，使之薪酬待遇在行业范围内科学合理。负责为员工解读各种福利政策和劳动保护。负责解决用人期间的劳动争议、用人不公和用人歧视等问题。

（十五）财务预算及规划办公室

主要负责整个中心的经费管理，负责编制中心年度财政预算和各种财务报表，负责审评收费的收支管理和绩效管理，负责支持其他部门正常工作开展所需经费。负责中心的基础设施规划和建设，负责中心办公用房分配和固定资产的管理及维护。另外，结合审评绩效目标管理的要求，为后续审评收费标准和人员编制的合理性和科学性提供依据。下辖"财务预算办公室""规划编制办公室"和"基础设施建设和资产管理办公室"。

其中①"财务预算办公室"主要负责整个中心的经费管理，负责编制中心年度财政预算和各种财务报表，负责审评收费的收支管理和绩效管理。②"规划编制办公室"主要负责根据中心审评绩效目标管理的要求，测算审评收费标准和人员编制的合理性，并提出调整方案。③"基础设施建设和资产管理办公室"主要负责中心办公用房的装修、维护和分配，负责中心设备仪器的采购，负责中心固定资产的日常管理和维护，负责中心所有后勤服务外包工作。

（十六）国际合作及培训办公室

主要负责我国药品监管领域的国际协调及合作，负责药品监管方面人才的国际交流和培训，负责向他国政府、公众和国际组织宣传我国药品监管工作。下辖"国际合作办公室""国际培训办公室"和"对外宣传办公室"。

其中①"国际合作办公室"主要负责我国药品监管领域的国际协调及合作，积极推动我国海外监管工作的开展，承办各种国际监管会议。②"国际培训办公室"主要负责我国药品监管领域人才的国际交流和培训，加快与相关国家的药品监管机构达成人员互派合作培训协议，大规模培养一批既懂业务又具有国际视野的骨干，为实现进口产品的离岸监管培养队伍，将监管力量早日成建制地部署海外。③"对外宣传办公室"主要负责向他国政府、公众和国际组织宣传我国药品监管工作。

（七）缩略词表

A

AC	Advisory Committees	专家咨询委员会
AC Meeting	Advisory Committee Meeting	专家咨询委员会会议
ADUFA	Animal Drug User Fee Act	《兽药使用者付费法案》
AERS	Adverse Events Reporting System	不良事件报告系统
AGDUFA	Animal Generic Drug User Fee Act	《动物仿制药使用者付费法案》
ANDA	Abbreviated New Drug Application	简约新药申请
API	Active Pharmaceutical Ingredients	活性药物成分

B

BE Test	Biological Equivalence Test	人体生物等效性试验
BLA	Biological License Applications	生物制剂上市许可申请
BPCA	Best Pharmaceuticals for Children Act	《最佳儿童药品法案》
BPD	Biological Product Development	生物仿制药生物制品开发
BRT	Botanical Review Team	植物审评小组
BSUFA	Biosimilar User Fee Act	《生物类似物使用者付费法案》

C

| CARB | Combating Antibiotic-Resistant Bacteria | 国家防治抗药性细菌战略 |
| CBER | Center for Biological Evaluation and Research | 生物制品审评与研究中心 |

CDC	Centers for Disease Control and Prevention	疾病预防控制中心
CDER	Center for Drug Evaluation and Research	药品审评与研究中心
CDISC	Clinical Data Interchange Standards Consortium	临床数据交换标准协会
CDRH	Center for Devices and Radiological Health	器械及放射卫生中心
CDTL	Cross Discipline Team Leader	跨学科审查组长
CFR	Code of Federal Regulation	联邦法规汇编
CFSAN	Center for Food Safety and Applied Nutrition	食品安全及应用营养中心
cGMP	Current Good Manufacturing Practice	现行良好的生产质量管理规范
CMC	Chemistry，Manufacturing，and Controls	化学、生产和控制
COTR	Contracting Officer's Technical Representative	合同制管理人员的技术代理人
CPI	Critical Path Initiative	关键路径创新计划
CR	Complete Response Letter	完全回应函
CSS	Controlled Substance Staff	药品管制协调小组
CSSS	Clinical Safety Surveillance Staff	临床安全监测小组
CTECS	Counter-Terrorism and Emergency Coordination Staff	反恐及应急协调小组
CTP	Center for Tobacco Products	烟草产品中心
CVM	Center for Veterinary Medicine	兽药中心

D

| DARRTS | Document Archiving，Reporting and Regulatory Tracking System | 文件归档、报告和管理跟踪系统 |

DB	Division of Biopharmaceutics	生物药剂处
DB Ⅰ	Division of Bioequivalence Ⅰ	生物等效性Ⅰ处
DB Ⅱ	Division of Bioequivalence Ⅱ	生物等效性Ⅱ处
DB Ⅲ	Division of Bioequivalence Ⅲ	生物等效性Ⅲ处
DBERM	Division of Budget Execution and Resource Management	预算执行及资源管理处
DBRR Ⅰ	Division of Biotechnology Review and Research Ⅰ	生物技术审查及研究Ⅰ处
DBRR Ⅱ	Division of Biotechnology Review and Research Ⅱ	生物技术审查及研究Ⅱ处
DBRR Ⅲ	Division of Biotechnology Review and Research Ⅲ	生物技术审查及研究Ⅲ处
DBRR Ⅳ	Division of Biotechnology Review and Research Ⅳ	生物技术审查及研究Ⅳ处
DCCE	Division of Clinical Compliance Evaluation	临床合规性评价处
DCR	Division of Clinical Review	临床审查处
DDI	Division of Drug Information	药品信息处
DDQI	Division of Drug Quality I	药品质量Ⅰ处
DDQII	Division of Drug Quality II	药品质量Ⅱ处
DEPS	Division of Enforcement and Postmarketing Safety	上市后安全及执法处
DESI	The Drug Efficacy Study Implementation	药品有效性研究实施方案
DFR	Division of Filing Review	立卷审查处
DHC	Division of Health Communication	卫生宣传处
DIA	Division of Inspectional Assessment	检查评价处

DIDP	Division of Information Disclosure Policy	信息披露政策处
DIER	Division of Imports, Exports and Recalls	药品进出口稽查及召回处
DIPAP	Division of Internal Policies and Programs	内部政策项目处
DIRP Ⅰ	Division of Immediate Release Products Ⅰ	速释制剂Ⅰ处
DIRP Ⅱ	Division of Immediate Release Products Ⅱ	速释制剂Ⅱ处
DLCAPI	Division of Life Cycle API	药物活性成分全周期质量管理处
DLR	Division of Labeling Review	标签审查处
DLRS	Division of Legal & Regulatory Support	法律及监管支援处
DMA	Division of Microbiology Assessment	微生物评价处
DMFs	Drug Master Files	药品主文件
DMPQ	Division of Manufacturing and Product Quality	生产及产品质量部
DMRP	Division of Modified Release Products	缓释制剂处
DMS	Division of Management Services	管理服务处
DNDAPI	Division of New Drug API	新药活性成分处
DNDP Ⅰ	Division of New Drug Products Ⅰ	新药产品Ⅰ处
DNDP Ⅱ	Division of New Drug Products Ⅱ	新药产品Ⅱ处
DNPDHF	Division of Non-Prescription Drugs & Health Fraud	非处方药及健保欺诈处
DOC	Division of Online Communication	网络宣传处
DOELPD	Division of Operational Excellence, Learning and Professional Development	卓越运营、学习和职业发展处
DPA	Division of Pharmaceutical Analysis	药学分析处

DPA I	Division of Process Assessment I	生产评价 I 处
DPA II	Division of Process Assessment II	生产评价 II 处
DPA III	Division of Process Assessment III	生产评价 III 处
DPD	Division of Prescription Drugs	处方药处
DPD	Division of Policy Development	政策开发处
DPM	Division of Project Management	项目管理处
DPMA I	Division of Post-Marketing Activities I	产品上市后监管 I 处
DPMA II	Division of Post-Marketing Activities II	产品上市后监管 II 处
DPQR	Division of Product Quality Research	产品质量研究处
DQIRAM	Division of Quality Intelligence, Risk Analysis, and Modeling	质量情报 / 风险分析 / 建模处
DQMM	Division of Quantitative Methods and Modeling	定量方法及建模处
DQMS	Division of Quality Management Systems	质量管理体系处
DQSA	Division of Quality Surveillance Assessment	质量监测评价处
DR	Discipline Review	专业审评意见
DRBPM I	Division of Regulatory and Business Process Management I	监管及业务流程管理 I 处
DRBPM II	Division of Regulatory and Business Process Management II	监管及业务流程管理 II 处
DRGS	Division of Regulations, Guidance, and Standards	法规 / 指导原则 / 标准处
DRISK	Division of Risk Management	风险管理部
DRLS	Drug Registration and Listing Staff	药品注册和上市小组
DSB	Drug Safety Oversight Board	药品安全监督委员会

DSCI	Division of Supply Chain Integrity	供应链完整性稽查处
DSS	Drug Shortage Staff	药品短缺协调小组
DTP	Division of Therapeutic Performance	疗效评价处
DUFMBF	Division of User Fee Management and Budget Formulation	使用者付费管理及预算规划处
DUNS	Data Universal Numbering System	数据通用编号系统
DVA	Department of Veterans Affairs	退伍军人事务部

E

| ELS | Ethics Liaison Staff | 伦理联络小组 |
| ETASU | Elements to Assure Safe Use | 保证安全使用元素 |

F

FDA	Food and Drug Administration	美国食品药品管理局
FDAA	Food and Drug Administration Act	《美国食品药品管理局法案》
FDAAA	Food and Drug Administration Amendments	《美国食品药品管理局修正案》
FDAMA	Food and Drug Administration Modernization Act	《食品药品管理局现代化法案》
FDASIA	Food and Drug Administration Safety and Innovation Act	《食品药品监管安全及创新法案》
FD&CA	Federal Food, Drug and Cosmetic Act	《联邦食品药品和化妆品法案》
FDF	Finished Dosage Form	成品剂型
FSA	Federal Security Agency	联邦安全署
FSMA	Food Safety Modernization Act	《美国食品安全现代化法案》

G

| GDUFA | Generic Drug User Fee Act | 《仿制药使用者付费法案》 |
| GRMPs | Good Review Management Principles | 《药品审评质量管理规范》 |

H

HEW	Department of Health，Education，and Welfare	健康、教育、福利部
HHS	Department of Health & Human Service	人类健康服务部
HPUS	Homoeopathic Pharmacopoeia of the United States	美国顺势疗法药典

I

IDE	Investigational Device Exemption	新型医疗器械研究豁免
IHGT	Institute of Human Gene Therapy	人类基因治疗研究所
IND	Investigational New Drug	研究性新药
IO	Immediate Office	直属办公室
IRB	Institutional Review Boards	机构审查委员会
IT	Information Technology	信息技术

M

MAPP	Manual of Policies & Procedures	政策及程序手册
MDUFMA	Medical Device User Fee and Modernization Act	《医疗器械使用者付费和现代化法案》
MQGPS	Manufacturing Quality Guidance & Policy Staff	生产质量指南及政策开发小组

N

| NCTR | National Center for Toxicological Research | 国家毒理研究中心 |

NDA	New Drug Application	新药申请
NEJM	New England Journal of Medicine	新英格兰医学杂志
NF	National Formulary	国家处方集
NIH	National Institutes of Health	国立卫生研究院
NLEA	Nutrition Labeling And Education Act	《营养标识和教育法案》
NME	New Molecular Entity	新分子实体

O

OB	Office of Bioequivalence	生物等效性办公室
OBP	Office of Biotechnology Products	生物技术产品办公室
OC	Office of Compliance	合规办公室
OCC	Office of the Chief Counsel	首席法律顾问办公室
OCC	Office of Counselor to the Commissioner	局长顾问办公室
OCD	Office of the Center Director	中心主任办公室
OCE	Oncology Center of Excellence	肿瘤卓越中心
OCOMM	Office of Communications	对外宣传办公室
OCS	Office of the Chief Scientist	首席科学家办公室
ODSIR	Office of Drug Security, Integrity, and Response	药品安全、完整及响应办公室
OEA	Office of External Affairs	对外事务司
OEP	Office of Executive Programs	执行计划办公室
OES	Office of Executive Secretariat	执行秘书处办公室
OFVM	Office of Food and Veterinary Medicine	食品及兽药监管司
OGD	Office of Generic Drug	仿制药办公室
OGDP	Office of Generic Drug Policy	仿制药政策办公室

OGROP	Office of Global Regulatory Operations and Policy	全球监管运营及政策司
OIP	Office of International Programs	国际项目处
OLDP	Office of Lifecycle Drug Products	药品生命周期办公室
OM	Office of Management	管理办公室
OMH	Office of Minority Health	少数族裔卫生司
OMP	Office of Medical Policy	医疗政策办公室
OMPI	Office of Medical Policy Initiatives	医疗政策创新办公室
OMPT	Office of Medical Products and Tobacco	医疗产品及烟草监管司
OMQ	Office of Manufacturing Quality	生产质量办公室
OND	Office of New Drugs	新药办公室
ONDP	Office of New Drug Products	新药产品办公室
OPDP	Office of Prescription Drug Promotion	处方药推广办公室
OPF	Office of Process and Facilities	生产及设备办公室
OPPLA	Office of Policy, Planning, Legislation and Analysis	政策、规划、立法及分析司
OPPQ	Office of Policy for Pharmaceutical Quality	药学质量政策办公室
OPQ	Office of Pharmaceutical Quality	药学质量办公室
ORA	Office of Regulatory Affairs	监管办事处
OPRO	Office of Program and Regulatory Operations	计划及监管运行办公室
OPRO	Office of Program and Regulatory Operations	项目及监管业务办公室
ORO	Office of Regulatory Operations	监管业务办公室
ORP	Office of Regulatory Policy	法规政策办公室

ORS	Office of Research and Standards	研究及标准办公室
OS	Office of Surveillance	药品监测办公室
OSE	Office of Surveillance and Epidemiology	监测及流行病学办公室
OSI	Office of Scientific Investigations	科学调查办公室
OSP	Office of Strategic Programs	战略计划办公室
OTC	Over-the-Counter	非处方药
OTR	Office of Testing and Researc	检验及研究办公室
OTS	Office of Translational Sciences	转化科学办公室
OUDLC	Office of Unapproved Drugs and Labeling Compliance	未批准药品和标签合规性办公室
OWH	Office of Women's Health	妇女卫生司

P

PAS	Post-Approval Studies	补充申请
PASES	Professional Affairs and Stakeholder Engagement Staff	利益相关方协调小组
PDUFA	Prescription Drug User Fee Act	《处方药使用者付费法案》
PMAS	Program Management and Analysis Staff	项目管理及分析小组
PMSCI	Project Management and Coordination Staff I	第 I 项目管理及协调小组
PMSCII	Project Management and Coordination Staff II	第 II 项目管理及协调小组
PR	Priority Review	优先审评
PREA	Pediatric Research Equity Act	《儿科研究公平法案》
PROs	Patient-Reported Outcomes	患者报告结果
PS	Policy Staff	政策开发小组

R

REMS	Risk Evaluation and Mitigation Strategies	风险评估和减灾策略
RPM	Regulatory Project Manager	项目管理经理

S

SEC	The Securities and Exchange Commission	证券交易委员会
SPIS	Strategic Programs and Initiatives Staff	战略计划及创新协调小组

U

USP	U.S. Pharmacopeia	《美国药典》

W

WGS	Whole Genome Sequencing	全基因组测序